JN316582

異端の看護教育──中西睦子が語る

装丁の心書：園家文苑　作

装丁の心書はタイトルの「異」をもとに書いていただいた。
そこには次の思いが込められている。
「これまでの看護教育で、暗黙のうちに隠されていた部分を
明確にするため、鍵となる視点を示したい」（中西睦子より）

異端の看護教育

中西睦子が語る

中西睦子
聞き手・構成
松澤和正

医学書院

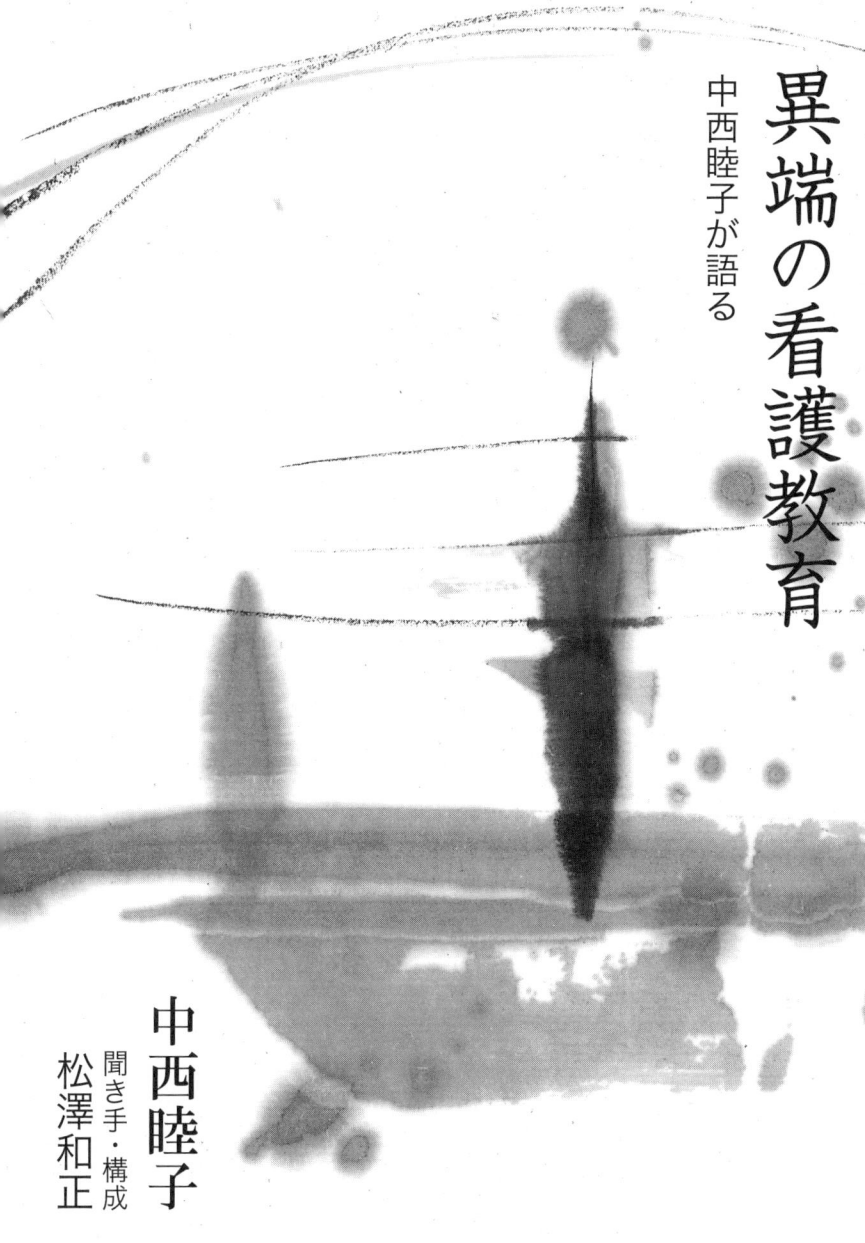

まえがき

一つの職種教育から複数の異なる制度的役割をつくり出すことは矛盾することであるし、また適当でもない。すなわち、現在では看護管理者はアドミニストレーション（主に現象の構造を想定した管理）とマネジメント（当面の問題把握や処理を求められる役割）の両者に対する知識や、場合によっては理論をも求められるようになってきている。しかし、ほとんどの看護管理者は狭いマネジメントのみ教育されてきており、アドミニストレーションの視点をもっていない。筆者は、研修会やその他の外部講師などとして看護を学ぶ大勢の人たちに接していくうちに、制度的役割を一本に集約した教育が成り立たないことに薄々気づきはじめた。それが一九八〇年代に入ってからのことである。

筆者はある意味で、そのような多面性をもつ看護集団の教育をどう合理的に整理したらよいかについて悩んだ時期もあった。そこで、辿りついた結論は、看護の現場や教育における事実や真理を学習者にきちんと伝えることにほかならないということであった。それゆえ、制度的にはどうあれ、現実にはまかり通っている事実はできるだけ隠ぺいしないで明らかにしていくことが最善の教育である、ということにどうやら辿りついた。

であるから、看護基礎教育は従来のようにきっちり箱詰めにしないで、もう少し自由度をもたせたゆるやかな方針にすべきであると考えた。その際の方策は、たとえば先般亡くなられた黒田裕子氏がすばらしい看護実践活動を長年続けたことが一つの例であるように、あくまでも個人の使命を追究し実践されていく方向と、もう一つは看護制度・政策の検討を主体とする従来になかった広域的な看護現象を追究する方向の二つである。

それゆえ、本書に語る内容は常にこの二つの方向をもっていると考えていただけるとありがたい。それは、たとえば本書の聞き手の松澤和正氏が時おり言うように、筆者のシニカルで独我的ともいえる鋭利な表現、リアリズムショックなどに端的に表われている。したがって本書は、いわば筆者が長年抱いてきたジレンマの表出である。そのように読みとる読者の方々の柔軟なご理解を期待してやまない。

二〇一五年四月

中西　睦子

「異端の看護教育　中西睦子が語る」目次

まえがき　3
第1章　教養とはバランス感覚である　9
第2章　看護はいまだ自画像を描けていない　23
第3章　ナースをダメにしたのは看護教育である　43
第4章　生意気なナースを育てなさい　69
第5章　臨床の現実に合わせるような実習ではいけない　89
第6章　看護の大理論はやがていらなくなる　107

第7章　研究の結果そのものには期待していない　127
第8章　目覚めた人がものを言う態勢をどうつくるか　147
第9章　「敵は誰か」を見失ってはいけない　167
第10章　看護部長にスニーカーとボクシングのグローブを　187
第11章　看護に自由と遊びを　209
あとがき　231

第1章

教養とはバランス感覚である

教養とはバランス感覚である

――看護というのは、いろいろな意味で形式性を大事にする、優先するというところがありますね。たとえば、つくられた概念や理論がまずあって、そこからものを考える、というようなな。

中西　現場ではそれが必要なのよね、できるだけ速やかに状況に適応して動いてもらうためには。だから、看護基礎教育がノウハウ教育である、ということ自体は、私は「悪」ではないと思う。だけど、それによってどんな人材ができ上がるかという考察が、なさ過ぎると思っているのね［＊1］。

私がかつて進学課程の先生たちに言ったのは、看護師免許にたどり着くところまで学生を導いてきた功績は確かにあるけれども、結局、土台が准看護師教育だから、基礎学力は徹底して足りないということ。だから、看護師免許はとれても、その後の伸びや進歩が保証されるわけじゃない。できれば、おめでとうございます、なんて言って送り出すんじゃなくて、ご愁傷さまですと言わなければ……。「あなた方はまだここまでしか来ていない。ここから先もずっと看護師人生は続いていくわけだから、『山道』を登り続ける必要があるのよ」という方向づけを、卒業生にきちんと伝えるべきだということ。つまり、ノウハウ教育であっても、その後のキャリア発達の積み重ねにつなげていけばいいと思うのね。

――ぼくが看護に進む出発点になった岡村昭彦［＊2］が言っていたのも、ナースに欠けているのはやはり一般教養であると。看護教育というのはもともと、医師がナースをいかに手足として使うか、というような枠組みから始まっているから、そういう古いナースモデルを脱却できる、一般教養をもったナースを育てなければいけないということを言うんです。

中西　その通りだと思いますよ。

――それでぼくが、先生の振る舞いのなかでおもしろいと思っていたのは、教育とは直接関係ないところにも関心をおもちだったことです。かつて先生のいらした学科長室に行くと、ずいぶんいろいろな本を紹介されました。「この小説はおもしろい」とか、「この雑誌は一回読んでみなさい」とか、「この本はあなたの専門領域だけど、どうもまやかしだ」とか（笑）、そういう話ばかり聞かされていたような気がします。歴史教育が大事だということもしょっちゅう

＊1：ここでの「ノウハウ教育」という表現には、パタン化され、あるいはドグマ化された知識・技能や思考過程の教育というネガティヴな側面が含意されている。その意味では、看護基礎教育における「ノウハウ教育」とは、端的にいうと、実践の現場において「何ができるか」ということが最も重視される教育ということであろう。
それを突き詰めると、ナースはある状況や要求に対して「何かができればいい」のであり、受け身的な『手段』として存在していればいいということにもなりかねない。先生の『悪』ではない」ということの裏面には、ナースの自律や能動性、あるいはそれを可能にする多様な知識や思考力などを育てるために、単にノウハウ教育だけであっていいはずがない、という強い思いが表現されていると思う。

＊2：一九六〇年代にヴェトナム戦争を取材したフリーランス・ジャーナリストで、『南ヴェトナム戦争従軍記』（岩波新書）が当時ベストセラーとなった。その後、数多くの国際報道の現場に立ち、晩年には、バイオエシックス（生命倫理）の日本への導入に尽力しつつ、ホスピスや精神医療の問題に取り組んだ。著作集に「岡村昭彦集1〜6」（筑摩書房）があり、松澤による評伝『報道写真家　岡村昭彦』（NOVA出版）もある。

聞かされていました。
そういう意味では、コモンセンスに通じるような一般教養みたいなものを、まさに先生ご自身が意識されながら実践されていたように思えますが、いかがですか？

中西　「教養」という言葉そのものがもう死語になっているけれど、私には「教養」の定義があるの。
教養とは何かという、定義か答えか知らないけれど。それはやはり、何を知っているとか何を読んでいるとかということにはあまり関係なくて、要するに状況や問題に直面したときのバランス感覚だと思うの。だから、そういう意味では、スペシャリティは必要ないのよね。個々の領域に関して、特別の知識というのが必要なわけじゃないの。バランス感覚というのは、別の言葉で言えば、好奇心。好奇心がなくて、バランス感覚なんて出てこないもの。

——好奇心とバランス感覚がつながるというのは、ぼくにとってはけっこうおもしろいですね。

中西　じゃあ、それを深めてみてください。

——何か課題を出されたみたいですね……。ぼくが学科長室に行くと、いつもこんな感じで、当時はまるで、草庵に出向いていく修行坊主みたいな気分でした。そんな感じで言えば、好奇心というのは、いろんなものに対して自分の関心が向くということだから、それは一種のバランス感覚ですよね。一極集中ではなくて、いろんなものに関心をもって、知りたいということですから、あれもこれもと考えられるような、ある種の批判的能力にもつながるような何かですね。

中西　努力しているわけじゃなくて、おもしろいからいろいろなジャンル外の書物なんかも手にしたり読んだりしているだけの話なのよ。それがノウハウになったら、これもみなきゃ、あれもみなきゃと、義務感になっちゃうでしょう。それはつまらないじゃないですか［＊3］。

＊3：教養とは「バランス感覚」であり、それは同時に「好奇心」でもあるということの意味が、ここでは「ノウハウ」や「義務感」と対置されて表現されている。＊1の「看護基礎教育はノウハウ教育」という意味を、ここでの文脈からたどれば、看護基礎教育には、一般教養から生じうる「バランス感覚」や「好奇心」が育つ条件がそもそも欠乏している、という指摘ともとれる。ノウハウ教育つまり「何かができるようになる」ための教育には、常に義務的な最低限の能力が組み込まれているであろうが、それだけだと「つまらない」という言い方をされている。

こうした先生の問題意識は、現在、臨床現場からの「現場即応的な」ノウハウ教育の要求圧力によって、「バランス感覚」や「好奇心」といった看護基礎教育の基底をなすべきエッセンス（教養）への感覚が失われ、規律的で道具的な技術習得教育がますます加速されている現状を憂えるものでもあると思う。

なんでもおもしろがってやってみるのよ

――それで思い出したのは、先生の「マイ格言集」のなかにあった一つの言葉です。ぼくが仕事を頼まれたときに、「ウーン、できるかなぁ」と言っていると、先生が笑っておっしゃるのは、「松澤さん、なんでもおもしろがってやってみるのよ〔＊4〕」でした。こちらとしては「そう言われても……」と思うわけなんですが、なぜか結局「ああ、そうか。そんな深刻に考えないで、とりあえずおもしろがってやればいいのか」みたいに納得してしまうんです。

中西　まあ、臨床の急性期をおもしろがっちゃ困るけど、教育の場ではそれができるから。

たとえば、ドクターヘリで活躍している医師やナースのテレビ番組を見ているとね、すごく重い荷物を背負って、「ハイ、わかりました。すぐ参ります」と言って、ヘリに飛び乗ったりしているでしょう。あれを見ていると、本人たちはけっこうおもしろがっているところがあるんじゃないかなぁって思うのよ。「おもしろがる」から続くんだと思うのね。もし義務感と肉体労働だけだったら、バテちゃう。

――なるほど。そういう意味では「おもしろがる」というのは、さっきの「好奇心」とつながるから、ある種の「バランス感覚」と言っていいのかもしれませんね。誰でも追い詰められると、バランスなんて感覚自体がなくなってきて、ただ1本足でかろうじて立っている状態になりがちですね。

中西　で、その1本がポキンと折れておしまい（笑）。そうならないためにも、どこかでおもしろがる必要があるのよね、日々の仕事は。たいていはおもしろくないけれど、やっていくとおもしろいところを発見したりするのよね[＊5]。

――ぼくも、先生の「おもしろがってやるのよ」が格言化して以来、大体つまらなくなってくると、ああ、「おもしろがる」という言い方もあるなと、ときどき思いますが、最近はあま

＊4：「なんでもおもしろがってやってみるのよ」は、「教養」＝「バランス感覚」・「好奇心」という言葉にもどこかでつながっているようであるのがたいへん興味深い。誰でも、困難な課題や現実に向き合えば、たじろぎ怖れる。日常とは常にそのような新たな現実の連続だと言ってもいい。しかし、人がそれに向き合える、向き合おうとするのは、新たな「異物」に対する寛容や理解や能動性を示しうる、「バランス感覚」や「好奇心」のゆえではないだろうか。そして、その際の人間の心のありようや構えの表現形の一つが、「おもしろがる」ということになるのかもしれない。

＊5：何事も初めからおもしろさなど期待できないばかりか、そのうち消えてなくなるのが常であるのだから、そんな既成のおもしろさを求めるほうが安易かつ受け身的なのかもしれない。だからこそ、そのようなおもしろさなどあてにせず、「おもしろがろうとする」力（「バランス感覚」や「好奇心」など）を維持することこそ、思いがけないほんとうのおもしろさを「発見する」という能動的・創造的な結果につながるはず、と言われるのだろう。

り効果がなくなりつつある……。

中西　じゃあ、それは部下の先生に対して言ったらいいと思う。

――そうですね。ただぼくは、はっきり言って、先生の受け売りでずっときてますから、先生の格言のほとんどは消費しています。だから、この本が読まれるようになれば、「そうか、あいつは中西先生の代弁をしていたに過ぎないんだ」ってわかる。ある意味、ぼくにとってはまずいんです（苦笑）。

中西　いまちょっと思いついたのだけれど、おもしろがるというのは、その真っ最中には無理なんですよ、たぶん。振り返るゆとりが出てくると、そのおもしろみの部分というのが見えてくるんじゃないかと思うの。取り組んでいる最中は、みんなそれどころじゃない。

――あとは、人に言われるからかもしれないですね。ぼくの場合は、先生に言われたから（笑）。自分で自分におもしろがれと言っても、ただの無理強いにしかならない。

中西　だけど、この頃はオリンピックの選手が会場に出かけるときに、「楽しんできます」とかって言うでしょう。「おまえ、国の金を使って行くのに、楽しんでなんかくるな」って言いたくなるんだけれど、そういうのはちょっと流行になりつつあるかもよ。

――いや、でも、楽しむとおもしろがるでは、ずいぶん違うと思うんです。語感的にも、楽しむではそのまま自己満足ですが、おもしろがるというのは、どこかでおもしろがっている自分を装っているという他動的なものがある。自動的なものと他動的なものが組み合わさったニュアンスを伝えるんですよ。

先生がおもしろがってやってみるのよ、と言ったときにぼくがなんとなく説得されたのは、先生自身もそう言うのをちょっとおもしろがっている感じがしたんですよ。そのうえで楽しんでみたら、みたいな。考え過ぎですか。

中西　ちょっと考え過ぎかもしれない。

――でも「楽しむ」よりは、他者に対して説得力があると思います。

中西　そう？　ただおもしろがる場合、おもしろがっている人間をはたから見たときに、見てるこちらも楽しむことができるけれど、楽しんでいる人間は、足を蹴っ飛ばしたくなるのよね（笑）[＊6]。

だけど「おもしろがって看護する」なんて言ったら、真っ赤になって怒る人がいっぱいいると思うけどね。「看護を楽しく」というところまでは、雑誌で特集が組まれたりしていたんですよ。だけど、「おもしろがる」というところまでは言ってなかった。なんだろうね、この違いは。

――「おもしろがる」という表現は、どこかで人を引きつけるゆとりや遊びを感じさせながら、気がつくと納得させられてしまうという不思議な言葉ですね。

残滓物がだんだんたまってくるのが教養

中西　教養についての話に戻ります。教養は、一方で空間的に「異文化」のなかに放り込まれることを、また他方で時間的に「歴史」のなかに放り込まれることを必要とします。その両方に目配りをしていかないと、私が言うところのバランス感覚なんていうのは、生まれてこない［＊7］。教養そのものを学ぶことはできないけれど、しゃかりきにあてもないこうでもないと、いろんなことを学んでいるうちに残滓物がだんだんたまってくるのが「教養」なのよ［＊8］。

ロンドン大学で長いこと経済学の教鞭をとっていた森嶋通夫という方のエピソードですけど、日本人の学生は、学部段階ではイギリス人の学生よりもはるかにできのいい人がいるけれど、それが大学院になるととたんに逆転しちゃうんですって。日本人は知識を詰め込んでいくようなことにはなかなか得意な面があるけれど、クリティカルシンキングとか、クリエイティビティだとか、そういうものが育つ文化的な基盤が弱いものだから。それが、教養が足りないということ。

――それは確かにありそうなことですね。関連して、岡村昭彦の発言のなかに、おもしろい

＊6：これは「おもしろがる」と「楽しみ」との違いについての先生らしい鋭い比喩的表現になっている。オリンピック選手を先生は揶揄されているが、これなどはまさに、やや現実逃避的な自己中心化であり、苦し紛れの「自分の楽しみ」という表現でもあるのだろう。とはいえ、あくまで「自分が楽しんでくる」というのなら勝手にして！（「足を蹴っ飛ばしたくなる」）ということになる。

一方、「おもしろがる」のほうは、「自ら楽しんでいる」のが半分だが、「自分を楽しいと思わせている」部分が半分という意味の二重性があると思われる。つまり、楽しめないかもしれないが「おもしろがってしまおう」という半分諦念めいた意思表示が内在する。それゆえ、その当人に対する他者からのある種の共感を許容する余地が生まれるため、おもしろがる人間を見ても「楽しめる」ということになるのだろう。

＊7：教養は、「歴史」や「異文化」という時間的・空間的な経験や知識を背景として生み出されるもの、という論点が提起されている。もちろん、教養と特定の学問的区分との関連などを指摘しているわけではなく、人間の存在の広がりとしての時間性＝歴史と空間性＝異文化を往復するような意識が、教養なるものの醸成を促すということであろう。

＊8：教養そのものという学びの「対象」はなく、なんであれあれこれ学ぶうちに、学ぼうという意図もなく、とりたてて期待も意識もされない、いわば「残滓（残りかす）」が「だんだんたまってくる」もの（結果）が教養である、というユニークな主張。これは、個人の学びや学習という視点から捉えれば、学習者本人は実は自らの学びのすべてを把握することはできない、というパラドクスにもつながる。

看護教育が（というより教育そのものが）常に前提としないではいられない「教育の目的・目標」とは、実は自縛的で表層的な教育評価の対象でしかないのではないか。それ以外に、自ずと自身のポケットに残され続けるものは確かに存在するのであって、それが教養であり、個人のコアとなる特性を生み出しうるものということだろう。

エピソードがあります。イギリスの労働運動の話ですが、ある会社が社宅を用意しようとして一つひとつの家がまったく同じ形のものを何百とつくろうとした。それに対して、労働者は「こんなに全部同じものをつくるな」と反対する。だけど会社は譲らないので、「それだったら、一つひとつの家の間取りだけは全部変えろ」という注文をした。「そうしないと、自分たちが生きているという尊厳が守られない」と言うわけですよ。

そういうメンタリティというのは、一夜にしてできるものじゃないと思うし、それが文化的なもの、歴史的なものだと思うんですが、そういうものがあるのとないのでは全然違う。

中西　**だから、そういう意味では、日本人はね、追いつけないけれども、自覚して努力しないとどうしようもないのよ。それをかつての村社会回帰のように、それこそはっきり意見を言うやつは仲間外れ、みたいなところがいまだにある……。同じことを繰り返しているだけですから、そういうところには民族的な進歩はないということです。**

――それと、先生がよくおっしゃるのは、教育のなかで学生は徐々に自己評価を落とし、自尊心をなくしていく。それではダメなんだと。ぼくは、歴史的な根深いものにつながってそうなっているんだとも思いますが。やはり人間がそこに存在して、生きているということを主張できる、そういう人間が増えていかないとダメじゃないかなと思います。だから、先生に対するあこがれとか、独特な教育論に強く惹かれるのは、結局ぼく自身、人間の存在の希薄さみたいな、生きているということに対する無力感みたいなものが、どうしても払拭しきれないからかもしれません。

中西　それは難しいね。根本的な問題だもの。

――根本的とはいっても、教育がダメにしたところ大なのだから、とりあえず教育という場所から何か変えていかなければという思いはあるんです。それは先生の多くの格言や言葉から、ぼくなりに伝えていくしかないという思いはあります。かなり思い上がった勝手な話かもしれませんが、そのためにも、これから先生の過激かつ辛辣な格言集を記録したいと思います。よろしいでしょうか。

中西　望むところです。「辛辣」はことによると余計かもしれないけれど（笑）。

第2章

看護はいまだ自画像を描けていない

ナースはあたかも問題がないかのように振る舞う

中西　「言葉と看護教育」というのは、けっこう大事なテーマではあるのよ。

――『臨床教育論』[*1]にも、「体験からことばへ」というような副題がついておりました。

中西　それまでは『臨床教育論』なんていうのはなかったわけ。ウィーデンバックの看護の臨床教育について書いた著作（『臨床実習指導の本質』現代社、一九七二）があったけれど、看護教育は本当に体験だけをもとにしてやってきたという歴史があるのよ。私は『臨床教育論』を書き上げて、次に「看護教師論」を書かなきゃと思ったのだけど、結局は全然着手できなかった。それからずいぶんたってますけど、いまは学生に関する教育論、教育する側からみた教育論は山ほどあるのに、「教師論」はまだないんです。自画像が描けてないということね［＊2］。

——看護学においても、「(患者) 対象論」はあっても、ナース自身をどう考えるかという「ナース論」がないのと、非常に似ていますね。

中西　そもそも自分自身をきちんと対象化するというのは、かなりたいへんな作業じゃないですか。見たくないものも引きずり出して、並べてみなきゃいけないから。そういうこともふまえながら、それでもきちんと「教師論」を描いてみるという作業は絶対に必要ではないかと思うの。だけど、どういうわけか、「教師論」が教育の方法論みたいになっちゃうのね。

——たとえば「看護教育学」みたいなものになってしまう。そうすると例によって理論的な枠組みが優先されてしまう。そういうものに対して、『臨床教育論』は、臨床の場で学生をどう教育していくかという一種の対象論でもあるけれど、一方で教師としての先生ご自身が描かれている。現在の研究的な視点からみると、人類学的なフィールドワークそのものですし、先生が臨床教育の現場に身を置きながら、ユニークな実践知を発見し引き出そうとされている。詳細で臨場感のあるデータが豊富で、いまだに新鮮で類書がないという感じがします。あの作品はすでに先生の目指された「教師論」でもあるようにも思えますが。

中西　ただ、そこまで読み取る読者というのはそんなに多くなくて、単なる体験論とみる人のほうが圧倒的に多いと思いますよ。でも、「深いところまで読み取ってください」というよう

＊1：一九八三年に「ゆみる出版」から刊行された、中西先生にとっては最初の単行本。一九六九年以来勤務されていた神奈川県立衛生短期大学における臨床実習指導での経験をもとに書かれている。
　本書では、日々の臨床教育現場で起こった魅力的でエッセンシャルなエピソードや事例とともに、臨床教育の現実とそのあるべき姿を求めて多彩な議論が繰り返されている。それは、教科書的な知識や概念の抽出でもなく、また単なる体験談の羅列や集成でももちろんない。本書のユニークさは、副題にある「体験からことばへ」そのものであって、このテーマが学生への教育的な問題意識としてあると同時に、教員としての先生ご自身のものでもあったことが推察される。幸いにして紡ぎ出されたユニークな言葉や概念の数々は、学生の等身大の心情の表裏をリアリスティックに映し出しつつ、教育的な振る舞いや原則のコアとなる部分を独特な表現力で描き出している。

＊2：「教育」とは、学生を教え育てるということだから、学生を対象とするものである。だから教員による教育内容や方法論としての教育論や教育学は学問的にも成立しうる。しかし、教育を行う当事者である教員自身を記述し問うもの、すなわち「自画像」が論じられることは意外に少ない。先生は、その不在を指摘されているのだが、これはある意味で究極の看護教育批判ともとれる。なぜなら、看護教育の内実やその実践過程・方法は予め学として存在するわけでなく、教育実践のあらゆる困難な現実的課題や限界として存在するからだ。その先鋭なディテールとまずは向き合い批判的に吟味することを称して、「自画像を描く」と言われているのであり、その実践的リアリズムに立ち戻れということではないだろうか。

な書き方はちょっと怠けたやり方だから、そうやって読者に努力を強要するような形ではなくて、もう少し素直に、現場に出ていった教師たちが体験していることを、きちんと記述しておくことが必要だと思うのね。

たとえば、臨床指導者に関する研究なんてずいぶんたくさんあるらしいけれども、結局は自己成長だとか、ほんとにきれいごとで「厚化粧」の世界に入っていっちゃうのね［＊3］。そうではなくて、臨床指導者は無報酬でエキストラの責任を押しつけられたうえに、最低限何をして、どこまで期待されるのか、というような吟味も何もないままに、「よろしくお願いします」と言われたって、多忙な現場でどうにもならない。そんな現状なのに、臨床指導者のキャリアアップにつながるとか、自己成長につながるとか、そんなところに逃げ込んでしまっていいのかということですよ。

――実習指導者講習会は、県や県が委託した看護協会がいろんなところでやっていますね。それらの内容をみると、文科省の枠組みのようなものがあって、それに準拠して理論的なところから入り、そのなかで臨床実習はどうあるべきか等々を学ぶことになっています。形式的にはもっともらしいかもしれないけれど、実践的で実質的な吟味というものにはほとんどつながっていかないという気がします。

中西　問題を発掘できないんですよ。いきなり「厚化粧」にしちゃうから、欠点やアザが見えなくなっちゃうわけね［＊4］。

私がそのことに気がついたのは、ある市の看護大学に赴任したときです。学生が約130人いるのに、実習の戦力になるはずの助手が8人しかいなかった。論外な数字で、どういうふうに回しているかといったら、アルバイトみたいな形で、実習の期間だけお手伝いしてくださる方も雇ってはいたわけです。けれど、実習のローテーション表をきちっとつくっていくと、指導者不在のボックスが必ずできるんですよ。

空白のボックスができるということは、要するに、そこでの学生の行動なり学習なりについて責任を負うべき立場の人間が不在だということでしょう。だから、少なくとも書類上、明らかに空っぽになるようなマス目ができないだけのマンパワーは確保しなきゃいけない。それは

＊3、4：「厚化粧」とは、もともとの状態を見えにくくして、新たに異なる人工的な状態を生み出すものだが、ある種の偽装ともとれる。実際、先生は、「きれいごと」や「欠点やアザを見えなくする」ものと見なしている。しかし、さらにこの「厚化粧」は、後段の「中身がない」「実体がない」ところに生まれるもの、という指摘にも至る。つまり、あるものをないといい、同時に、ないものをあるといいうるような「何か」であるということ。それは悪く言えば嘘であり、よく言えば（似非《えせ》）創造的ともいえるかもしれない。しかし、もちろん先生は、そんなあるかどうかもわからない二次的現実から始めること自体を拒否されている。まさに素である現実と向き合うことの欠如を嘆き、その怠惰や欺瞞のあり様をまさに擬人的に表現・批判したのがこの「厚化粧」であろう。

リーダーの仕事になってくるわけですよ。そう思って、まず設置団体である市の決定権を持つ人たちに上げるための資料をつくってほしいと教授の1人に頼んだのです。そうしたら空白がきれいに全部埋まっている資料が出てきたの（笑）。

あっ、これがナースの振る舞いなんだというのを、改めて私はそのときに感じた。というのは、ナースはそこにいて出てきた問題に即時対応でしょう。だから計画性も、看護の体制も、整っていようがいなかろうが対応する、そういう習性になってしまっているんです。だから、「現場から問題を見つけなさい」なんて言っても、問題が見つからないように動いているんだから無理ね。

――ナースは、相手のニーズみたいなものを予め敏感に汲み取ってしまい、問題があるにもかかわらず、ないような「現実」というものをつくってしまうという話ですね。

中西　そう、つくっているの。すごいエネルギーと努力だと思うのだけれど、それがパタン（pattern）になってしまっているわけ。

――先生がよくおっしゃる「臨床の現実に合わせるような実習ではいけない」[＊5]というのは、つまり、ただ現場の現実原則に染まっていくような実習ではとんでもないということなのですね。

中西　そう、とんでもないの。問題ばかり拾い出してくれても困るわけだけどね。

お話は戻りますが、最近、看護師長をされた人を大学院生として受け入れているのだけれど、なかなか現場の問題というのが出てこない、観念論しか出てこないのよ。だから、「あなたがリーダーとして現場にいたときに、とても苦しかったとか、とても腹が立ったとか、怒りにふるえたとか、そういうことはありませんか」と聞いたら、「ありません」と答える。もう何年もリーダーをやっていた人が、ですよ。「ほんとうに?」「ええ、ありません」。ああ、ここまできてしまうんだと思ったわけ。

――『臨床教育論』(70頁)では、実習が進むにつれて、学生がいろんな反応をしてくるわけですが、それを先生は見ていて、学生が生の感情として、私は驚いたとか、不思議に思ったとか、逆に残念に思ったとか、そういうことが書けてくると、ずいぶんと臨床理解が深まり、実

＊5：この言葉は、第5章でまた改めて提起されるものである。個々の実習施設というのはある意味比較対象のない閉鎖的文化に浸っているが、そこに入り込めば、実習とはいえ、さしあたりは異物として強い馴化や排除作用を受ける。そのような日常臨床のなかで、形式化されルーチン化されたあり方に倣う(見習う)という意識にいったん陥ると、学生ともどもなかなかそれを自覚することも困難となる。しかし、現実の臨床現場が理念的状況とはほど遠いことは当然なのだから、むしろそれを対象化し乗り越えていくような問題意識の種を学生に抱かせることのほうが重要である、という意味であり、実習における発想の転換に近いと思う。

習そのものが深まっていくということを書かれていますね。

中西　にもかかわらず、学生の臨床的現実への感受性を、ただ未熟なものとして早い段階から殺してしまうような指導をされ、さらに現実への対応を行動面からのみ評価されるとなれば、学生自身は、そんなうるさい感情なんか、自分自身にとってもどうでもよくなってしまうじゃないですか［＊6］。

アメリカの看護過程を道具にした看護教育に対する問題提起というのは、そういうところに一つはあるのね。まず全人格的に関わるんだということを看護論で教えていながら、一方で自分自身の感情をつぶしてしまうような行動を要求するわけでしょう。それ自体に矛盾があるわけよね。

看護は目覚めないように統制されてきた

――『臨床教育論』(16頁)で、これに関連した部分があって、たとえば「伝統的看護イメージにおける価値の中心に規範の重視がある」というような記述があります。

中西　はい、やたら難しく書いてある(笑)。

――看護学のなかには、学問的な批判精神というよりも、むしろ伝統的な上下関係や人間関係や慣習とか、そういうものを貫いている一種規範的なイメージがあるということですね。根拠もないような伝統や習慣が影響して、問題自体を見えにくくし、現実に対してフレッシュに反応するという芽もつんでしまうことでしょうか。

中西　そうね。私は、現象として臨床看護を学んでいく環境のなかで、そんなふうに自分自身を押し殺してしまうものが育っていくようになっているという感じをずっともっていました。それは歴史的にひもといていくと、もっとややこしくて、いろいろな要素を考えなきゃならなくなってくるのね［＊7］。

ナース集団というのは、「指揮官」の数に比して、「兵」の数がやたらに多いではないですか。その場合に、統制をとっていこうとする側からみると、余分な行動をしてもらわないほう

＊6、7：臨床実習での学生たちは、受け持ち患者を前にして、ともかくも専門職としての知識や実践というものを意識する。そして、自分がどんな影響を患者に与えるのかどうか、という不安や戸惑いのなかにいるのだが、＊6で指摘されるように、もっぱら知識や技術の不足を指摘されるうちに、そのような未熟さこそ問題なのだという意識に縛られるようになっていく。しかし、学生が自らの率直な感情や考え方を表現できる状況への配慮こそ重要であり、そのような状況こそ、学生がたとえ未熟ではあれ自らの足で立ち理解しようとする契機を生み出す。さらには患者や臨床の「わからなさ」や＊7の「自分自身を押し殺してしまうもの」を実感し見出しうる真に有意義な実習につながる、ということのように思える。

がいいわけです。効率よく統率がとれた集団として育てていくという、そういう集団のダイナミクスをよしとしているということもあるでしょう。

それから、看護は3Kとか5Kとか一時期言われていましたよね。「きつい、きたない、危険」にもかかわらず、待遇は一般社会の勤め人に比べてみると、昇給幅は勤続年数に応じてどんどん小さくなっていって、決して恵まれたものになっていない。ほんとうは与えるべき報酬を与えずに、しんどい環境のなかで、目覚めないようにもっていかれていたのよ[＊8]。

看護というのは、統制されてきた歴史が長いじゃないですか。だからDNAに刷り込まれているのだと思うの（笑）[＊9]。

――それと、看護の歴史も、もうちょっと遡って近代までいくと、日本赤十字社が看護教育を始めるという一つの大きな流れがあります。ほかにミッション系もあれば、国公立系ももちろんあるわけですが、メインストリームとしての日赤教育みたいなものが日本の看護教育に及ぼしている影響というのは、けっこう根深いなという気がします。

特に戦前・戦中の日赤は軍部と非常に強く結びついていて、規範教育や規律教育というものが根っこからしみ込んでいた。そしてそれは現在に至っても、いまだどこかに払拭しきれない影のように残っているようにも思えます。

中西　日赤の幹部看護婦養成所というのがかつてあって、だいたい全国50か所ぐらいから、それぞれの選りすぐった人たちが集められて研修を受けていた。私も、例外だけれど、25歳のとき、幹部研修に行かされたのよ。その幹部研修を終えた人たちが各病院の看護部長になる、あるいは、それ相応の年齢になった人がよその病院の指導者のポストに就いていくというシステムになっていた。

――そうした日赤の養成機関というのは、看護婦養成そのものに大きな影響力をもっていたようですね。

中西　いまはそれほどではないでしょうが、かつては「日赤出身でなければ人にあらず」みたいな、えらい鼻息が荒かったりしたときもあったそうです。また実際問題として、一定の規律をしみ込ませて育て上げるというのは、あの年代の若いナースを育てるうえで、効果的では

＊8、9：「目覚めないように」「統制されてきた」という看護史への認識は、どこかで日本の近代史そのものにもつながっているように思う。そして、初等中等教育におけるこうした歴史認識・教育の不在傾向は、日本の教育制度そのものの本質的な特徴といっていいかもしれない。

そのようななか、看護教育の場で、看護の歴史的自己認識について、ここまで本質的かつ批判的に述べている教師を私はほとんど知らない。「いくら看護や教育において人権や権利などといっても、学生はそんなことをろくに教えられてきてもいないのだから」と先生が嘆いていたことを思い出す。だからこそ、歴史や看護史を学ぶことの必要性と重要性をしばしば強調されていた。なぜなら、そのような歴史的な「自画像」を知ることが、看護学そのものの方向性（未来）を指し示しうることになるからだ。

あったのよ。

――でも、いま先生は、看護教員に対して「生意気なナースを育てなさい」[*10]とおっしゃる（笑）。

中西 そうそう。だから、私は、ほんとうは、高等学校ポッと出の、若くて右も左もわからないで自己主張ばかりするような学生に、看護を教えたくはないの。もうちょっと成熟した女性に教えたいわけ。

中身が伴わないから厚化粧でカバーする

中西 教育の内容でいえば、考えなくてはならないのは、大学生にはどういう学習をさせるのかということ。私自身も含め私たちの世代は大抵が3年課程の専門学校の卒業で、そこでの教育がどんなに物足りないかということも体験的に知っているわけです。だから、大学生には何を学ばせればいいかということを、私たちの世代はものすごく一生懸命考えたのよ。

それに、大学で勉強させるということは、ある意味では、社会の資産をきちんとした形にしてお返しするということじゃないですか。臨床での学習一つとっても重要には違いないけれど、それで全部終わるわけではなくて、やがてはそういう人たちがどういうことを自分たちの後輩に対して返していくか、あるいは自分たちのクライアントに対してどういうサービスが提供できるかということを自分で考えていけるという、そういう人種をつくらないと、何のために苦労してきたのかという話になりますよ。

――なるほど。教育に出会うことによって、さらにそれが自律的な展開を生み出していけるような、そういう問題意識をもった人材をどうつくっていけるのか、ということなんですね。

中西　そうです。いままで欠けていたのは、まさにそこだから。だけど、いまだに堂々巡りをやっているわけでしょう。

付け焼き刃はいずれ剥がれるんです。だから責任があるのよ、どういう教育の場や方法をつくっていくのかという点では。ただし、基本的な考え方が共有できるなんていう状況は、そう

＊10：「生意気なナースを育てなさい」は、先生の言葉のなかでも、そのさまざまな思想的エッセンスが凝縮されて表現された名言だと思う。したがってこれは、後に改めて（第4章で）提起され議論される言葉であるが、まずは誤解なきよう付け加えておくと、ここでの「生意気」とは、もちろん短絡的な自己主張の意味ではなく、知的な意味で自律した主張や発信ができるという意味である。それがなぜ「生意気」なのかといえば、従来の看護教育に暗黙裡に根付いていた「素直でおとなしく従順な」（さらに昨今では「丈夫で長持ち」）という没個人・没個性の典型に対する、先生なりの怒りとスパイスのきいた表現になっていると思う。

簡単にはつくれない。だからこそ議論すべきなのに、「そんな面倒くさいこと、時間の無駄でしょう」となってしまう。けれど、議論なんていうものは、ある意味では遊びではないですか。看護教育の貧しさというのはそういうところにも出てくるわけです［＊11］。

――看護教員にしても、型通りの知識や正しさをいうことはできても、それ以上の遊びのところまではなかなか行けない。看護教育そのものがもっている、保守性といっていいのかどうかわかりませんが。

中西　十分保守的です。

――まるで厚化粧の芸者みたいなものですね（笑）。

中西　いやいや、要するに厚化粧にするというのは、中身が伴わないときに、厚化粧でゴテゴテと外側をカバーするわけでしょう［＊3、4参照］。だから「芸者」を例に出すのは、ちょっと失礼だと思う。

――つまり、それはメタファーとして厚化粧という言葉を使うならば、まさにそういう分厚く塗りたくって、本質を見えないようにしてしまうあり方のこと。本来なぜそれがそこにあるかということも十分に説明できず、それゆえに見えなくなっている厚化粧的な現実というものを否応なくつくり出してしまっているというわけですね。

中西　そして、ぶつ切りの知識をただお盆に並べて、「これとこれとこれですよ。さあ覚えなさい」というような教育だったわけよね。

——ナースがそういうなかで育つのであれば、たとえば臨床実習で学んでいる後輩に、何をどう伝えるべきなのかという基本的な問題意識をもつことも難しいと思います。そういう意味では、あと20年30年しないと大学教育は評価されないかもと先生がおっしゃるのも、わかるような気がします。

中西　このままだと30年たってもダメみたいよ（笑）。だって、DNAにしみ込んでいるわけでしょう。

＊11：ここでの遊びとは、たとえば歯車が噛み合って滑らかに回るのは、その噛み合い方に一定の「遊び＝隙間」があるという意味にも重なっている。つまり、形ばかりの完全さとか一致とは異なる「ゆとりとしての遊び」ということにもなる。

議論においても、その形式性や儀式性にとらわれ過ぎると活気のない非生産的なただの報告会になっていく。かといって、目的意識や成果主義にとらわれ過ぎると、ほとんどほかを意識しない不毛な議論になりかねない。だから理想的には、ゆとりや楽しさとしての遊びのなかに生まれるような、自生的で自律的な調整・協調関係（率直さや自在さ）こそ、実は議論の基本的なあり方として必要とされる。しかし、そういう実質的な生きた議論をもてないことの貧しさを、看護教育の未成熟とともに指摘されているのではないだろうか。

ナースはおいしい言葉に飛びつく

中西　看護教育でも、内容的あるいは質的に、平面で螺旋を描いているだけで上がっていかないというところがあるけれど、それが方法論なのかもしれないのよ。要するにあからさまな階層化にもっていかないためにわからないような顔をしている。方法論というよりも策略かもしれない。下手な階層化は、看護集団にとって危ない選択肢だから［＊12］。

——でも看護学は、すでに自らの専門性や役割の拡大のために、ものすごい勢いで学問的にも組織的にも上昇志向でひた走っているように思えますが……。

中西　それが何度も言っている「厚化粧」の部分でしょう。実体がないほど、化粧の層は厚くなるわけじゃないですか［＊3、4参照］。

それは看護に限らないですよ。だって、足りなさを自覚することというのは、自分自身にとってちょっとしんどい話になってくるから。だからそういう意味で、クールに自分自身を見つめる方向よりも、おいしい言葉に飛びついたほうが精神衛生にはいいわけです［＊13］。軽々しく「白衣の天使」なんて言われたりするのは、まさにそれを象徴している現象だと思うのね。

私たちの世代では、看護教育がしばらく職人教育としてなされてきたことに対する反省はずいぶんしたんですよ。何をどうするかという教育から、何をどう考えるかという教育に向かっていったわけです。けれどその後、看護や看護教育はどう変わっていったのか？　病院のテクノロジーにしても、そのほかの治療法にしても、あるいは医療というシステムにしても、外的な世界がどんどん変わるじゃないですか。その変化に対して、看護や看護学は、ただ状況的に適応しているだけなのよ［*14］。

*12：ここでの「階層化」にはかなりの文脈と補遺が必要である。この論点は、対談のほかの部分でも何度か話し合われたが、私にとってはなかなか理解困難な言葉の一つだった。先生にとって「階層化」とは、ともかくもすでにある社会的・制度的な階層化の一部に過ぎない。それゆえに、否応なくそういう現実とともにある看護や看護教育のあり方を、どう位置づけ変えていくかということが問われ続けている、ということではないかと考えている。

*13、14：看護は「厚化粧を重ね」「外から与えられるイメージに乗って」「ただ状況に適応している」だけということになると、看護の専門職的独自性などという以前に、看護あるいは看護学のアイデンティティそのものが問われているということになる。もちろんこうした指摘は、看護のもつ「負の遺産」に対するかなり辛口の視点であろうが、看護学にとっては実に新鮮な批判的問いかけであるに違いない。なぜなら、看護学は多くの場合、厚化粧とも言える主に輸入物の大量の理論や概念の堆積的取り込みを行い、自らの学としての正当化や肥大化を図ってきたからである。
　しかし一方で、その学の中身やあり方そのものを、日本の臨床看護という現実に着地させつつ批判的に吟味することには、あまり意識的ではなかったように思う。その姿勢の延長というか、ほぼ同じ場所において、「状況適応」という先生の厳しい指摘はあると思われる。

看護はパタン（pattern）認識から抜け出せない

――そういう状況的適応というのは、ある意味で実質的な変化がない、空っぽのプロセスとでもいっていいのでしょうか。

中西 そうそう、まさに空っぽ。でも、適応はしているのよ。だから、とりあえずの不足というのはないのね。

ただ、そう思って考えてみたら、ナースだけじゃなくて、日本人全体がそうかもしれない。

――日本人や看護がもっている非常に保守的な考え方ということですか。物事を歴史的にも原理的にもたどりながら、それを批判的に再確認していくというような意識や論理構造に乏しい……。

中西 だから常に歴史的にも社会的にも退行する可能性を秘めているのよね。そういう意味では、看護独自の哲学がいままでにあったかどうかという疑問はあるけれど、やはり歴史から学ばない人間に哲学なんて生まれるわけがない。

おかしいけれども、いつもパタン認識なのよ。看護教育というパタン、看護実践というパタン、看護研究というパタン。パタンを破るということが、やはりなかなか難しいんじゃないかなと思う［*15］。

だから、看護教育なら看護教育というパタンをつかんだら、そこからはみ出ることができなくなってしまう。抜け出すことができなくなってしまうのよ。もしクリティカルシンキングなんていう言葉を使うのならそこにこそ使うべきなんです。学生に対して得意げに教える前にね。

*15：「パタン認識」とは、言語的認識というより、パタンつまり図形や模様の認識に近いものであるから視覚的認識と言ったほうがいいかもしれない。先生が盛んにこの言葉を用いて、いかに「パタンを破るか」を主張されるとき、そこには、『臨床教育論』の「体験からことばへ」という副題に込められた思いがおそらく強烈に重なっているものと思われる。
　パタンを破るとは、つまり言葉を獲得することである、しかも借り物でない看護独自のリアルな言葉を生み出すことだとおっしゃっているような気がしてならない。そうして、看護や看護学の「自画像」を描くとは、非現実な想念や嘘を振り払って自らを凝視し、まずは等身大のリアリスティックな現実を求め探し出すべし、ということではないだろうか。

第3章

ナースをダメにしたのは看護教育である

スタイルだけの看護教育には期待していない

中西　いまの大学院生たちが使う言葉には、だいたい中学から高校のレベルで勉強してくれば、こういう表現は出てこないはずだとか、こういう文脈でこんな言葉が選択されるはずがない、というようなところがすごく多いのよ。

――言語の基礎能力が不十分という感じがします。現場的な記録レベルの言葉と、もう少し概念に近い言葉との距離があるなというのは、ぼく自身も大学院生を指導していたときに感じました。

中西　そうでしょう。それと概念化能力の低さみたいなものがあって、だいたい話が長いじゃないですか。「なぜこういうテーマで研究しようと思ったのか、簡単に説明して」と言うと、延々と説明するのよ。「。」がないの。「だから……、それで……」と果てしなく続いていくの。しかたなく、「あなたは、言葉はたくさんしゃべっているけど、意味はほとんど私に通じない」と言って、ストップかけるのね。

これは概念化そのものではなくて、分析能力の問題だと思う。大きい言葉をもってこなくても、たとえば「看護に対する哲学が……」なんて言わなくても、「私がこのときに感じたことは……」と言えば通じるのに、いきなり大きい概念に飛んじゃうのね。そうすると、その概念が包み込める言葉の範囲というのは、とても広いわけだから、大きい言葉だけを常に使っていれば、考えずに済むの。だから、物事をつまびらかにするという力がどうしてもついてこないのよ[＊1]。

――厚化粧による思考停止状態とでもいうのでしょうか？　大きい言葉の専門用語を多用して、わかったような感じになっている。自己効力感だとか自律だとか言うけれど、それが臨床的にどうつながっていて、どういう実質やあり方をもつかまではなかなか至らない。そういう意味では、教育の問題というところにももちろん行き着くわけですが。

中西 そこですぐ教育に行ってしまうわけ？　だけど『臨床教育論』に書いたようなことは所詮、みんなに同じように求めるのは無理だと思うのね[＊2]。もしそれを求めたとすると、例によって「中西方式でナニナニによればこうなる」みたいな、要するにろくに消化もしないで、スタイルだけ真似をして結論を導くということになりがち。だから、看護は奥が深いことは、それなりにみんな認識しているけれども、あまり期待していない[＊3]。「私はこういうふうに考えてきたから、あなたも考えてみて」みたいに、何かをバトンタッチしようという気は、いまの私にはもうないのね。昔はあったんだけれど[＊4]。

＊1：ある出来事や現象を概念化するということは、まずは言葉に置き換えることだが、そのレベルはさまざまである。「大きい言葉」とは、かなり抽象度の高い概念や理論的用語を意味している。予めこうした「大きな言葉」をもつことによって、ほとんどどんな現象や出来事も捉えられ、ただちに説明可能となるのなら、それはある種の思考停止にも等しい。つまり、臨床的な事実を、自らの分析的アプローチによって読み解こうとする（「つまびらかにする」）、粘り強い思考過程を閉ざしてしまうことになる。

＊2：何かにつけて「教育の問題」にしたがる私に対して、先生は、そうではないでしょう？　という反応をしばしば返された。教育に全てを委ねられるわけでもないし、どんな「教育論」も個人のユニークさや多様性の前では無理がある、と考えられているからではないだろうか。

――先生はそんなことをおっしゃるけれど、常に誰かに対して強烈に発信されているじゃないですか、今回だって……。

中西　いや、それは発信を受け止めるアンテナの感度の問題だと思うのよ。

ノウハウ教育はチョイ借り教育である

――ところで、同じレベルのものを教育に求めるというあり方はちょっと無理がある、という話を先生はよくされますね。たとえば国家試験の合格という点ではそろっているけれど、それ以外は、人間的な能力をトータルにみたらみんな違っているのだから、違ったふうに育っていくのは当たり前で、そうでなければ教育投資をした意味もないと。

中西　看護は無理をし過ぎていると思うのよ。あるいは看護教育に対する期待が非現実的に大き過ぎる［＊5］。

――ぼくはそこをお聞きしたかったんですよ。「同じものを求めるのは無理」というのは、どういう意味で無理とおっしゃっているのかなと。人間はそれぞれ出自も違えば、能力もそれぞれ違う。それはかなりの部分宿命的であるともとれますし、一方では、こうあるべき・こうなるべきという同一性にこだわり過ぎずに、それぞれがそれぞれの限界の多様さのなかで生きらればいい、ということにもとれますが、どうなのでしょうか。

中西　たとえれば、塵でも芥でもなんでもいいんだけれど、どんどん累積されてくるでしょう。それがそのままふわっと積み重なっているだけだったら、洋服箪笥の下のほうから好きな洋服を引っ張り出すみたいな感じで、自分がほしいと思う層をキュッと引っ張り出して、それをまるで自分のオリジナルであるかのように使うことはできる。知識というものもそんなものだと思うの。

けれど、時間がたつと、だんだん自分のなかで、いろいろ回顧したり思い返したりする作業があるでしょう。そういうことをやっているうちに、単なる堆積ではなくなってきて、各層はあるんだけれども、それは単純に文脈関係なしで部分的に引っ張り出してきて使えるようなものではなくなるということを言いたいわけ。

＊3、4：「期待していない」も「私にはもうない」も、先生らしい反語的な表現である。後にも出てくるが、先生の表現形は、戦略的に「否定的」であるように思える。
　これは先生が単に表現において「屈託がある」（『臨床教育論』にある用語）＝「屈折している（またはへそ曲がり的）」ということではない。あくまでも先生は、自らの主張が相手の意識内に少しでも残留できるように、陳腐で平凡な表現を意図的に避けている。それゆえ、その表現形は、相手が「なぜ!?」と自問せざるをえない、裏返しの（反語的）表現にまでなってしまうのではないだろうか。

お姉さんのブラウスを「今日は借りていくよ」と言って洋服箪笥から引っ張ってきて、そしてまた洋服箪笥にかけておくみたいな、そういうチョイ借りを「知識」だといってやっていると思うんですよ。つまりチョイ借り教育ね。

（看護基礎教育における）ノウハウ教育とは、別の言葉でいえば、チョイ借り教育なんですよ[＊6]。だけど、ほんとうは、きちんと堆積された厚みのある知識の一部分なので、もしそれを使うのであれば、その前にある部分も後ろにある部分もあわせてもってこないと完全な形にはならないのに、その部分だけを切り取る、みたいになっている。

——先生がおっしゃりたいのは、同じでない、いろいろな多様性があっていいというのは、それぞれがチョイ借り教育にならないように、それぞれの文脈できちんと物事を捉えられるようなベースがあればいいということですか？

中西　そう、不器用でいいけど、学問なら学問の作法がきちんとあるわけでしょう[＊7]。だから、理論をちゃんと学ぼうとするなら、その理論に後付けられたリファレンスをきちんとみて、そのなかで重要と思われる文献を自ら取り寄せて、わかってもわからなくても、とにかく読んでみるとかするはずです。そういうのを一切やらずに、ただ部分引用して抜き書きだけなら「サルでもできる」ということになってしまうのよ。

——無理をするなというのは、それぞれの教育のなかで、ただの知識の詰め込みや断片的なやり取りということでなく、どこかで学問的なセンスにつながながるものを伝えることが重要であるということですね。

中西　学問的な作法を身につけることがまず大事なのよ。

ナースをダメにしたのは看護教育なのよ

中西　私からみると、かなりの看護教員の頭はすでに動脈硬化を起こしていると思う。看護が

＊5〜7：＊5の「無理をし過ぎる」の反対語は「無理をしない」「無理がない」となり、その先に意訳的な「ゆとりがある」という表現を置いて一連の意味系列を考えることができる。これに対して反対語系列は、「等身大の」「そのままの（率直な）」となり、その先に「嘘がない」という意訳的表現を置く意味系列が考えられる。そして、この系列を逆にたどれば、「無理をし過ぎる」は「嘘がある」「虚勢を張る」という意味としても並べることができる。

＊5の「非現実的に大き過ぎる」も、＊6の「チョイ借り教育」も、＊7の「学問の作法」の不在も、「無理がある」＝「嘘がある」と指摘されているのだろう。この種の「嘘」について先生は、『看護管理』（22巻10号）の対談の締めくくりに、以下のようなきわめて印象的な一文を書かれている。「（前略）看護教育制度には、欺瞞やタブーが巧みに織り込まれている。それを自ら剥ぎ取って真実のナース像に学習者自身が近づけるような教育が本当の看護教育で、それがなければ、実践的な看護リーダーは育たない。嘘を言わない看護教育の一端を、今日の対談でのぞかせることができたらうれしい」

変わらないというのは、看護教員の頭がいつまでも変わらないからですよ。だって、20年前30年前の中身を平然と教えているわけだから。

――確かにそうです。たとえば多くの看護理論が教えられていますが、それらはもう30年から半世紀も前の、しかもアメリカ生まれのものです。もちろんそれらが果たした看護学への歴史的役割や意味の重要性は言うまでもないのですが、当然ながら、現代の看護状況とマッチしていないところも多々あるわけです。

中西　**要するに、自分たちがいま教えている内容を変えなきゃいけないとなったら、頭が真っ白になっちゃう、ノーアイデアなのね。それが不安だから、たとえばいつまでも看護過程にしがみつくとか、そんなことにもなってしまう。**

――それは、ぼくにとっての先生の格言「ナースをダメにしたのは看護教育なのよ」にだいぶ重なることに思えますが……。そういえば、先生から最初にこの言葉を聞いたときは耳を疑いましたよ。

中西　**あら、そう⁉**

――だってそうですよ。看護学科の会議で先生がいろんなお話をされたあと、だいぶ熱が入ってきて、「結局いまのナースをこんな状態にして、ダメにしたのは看護教育なのよ」とずいぶん力を入れておっしゃったのです。そのとき、ぼくは最初「エエーッ！　ホント⁉」と思ったわけです。

中西　でも私たち限られた教員仲間では、やっぱり看護教員をどうにかしないと看護教育はよくならないというのは、当たり前の認識だった。

——確かに認識としてはそうなのかもしれませんが、ぼくがもっとショックだったのは、先生ご自身が、看護教育のいわばメインストリームのなかにいながら、自己否定をされるように「原因は看護教育そのものなのよ」とおっしゃったことなんです。そして、看護教育のダメさ加減そのものというよりも、教育や学問というものが、自らの現状に対する批判力をいかにもつべきかというすごくラディカルな問題提起をしている、いわば学問のあり方として「看護教育がダメだ」とおっしゃっているんだと思って、ぼくはたいへん感動しましたね。

中西　それはそれは(笑)。

——大学というところに来て、初めてぼくは、学問というか何かそういうもののエッセンスにふれたような気がして。

中西　それはそうかもしれない。でも、そこまで私は深みにはまってなかったわけ[＊8]。もしも本気で自ら深みにはまろうとしたら、看護教育なんてやってられないわよ。だって矛盾の塊なんだから。本気で取り組んだらこわいという感じがあるわね。やはり、どこかに客観視できるだけのゆとりを残しておきたい、というのはあるの。

看護基礎教育は必要悪

中西　私は、看護基礎教育は、必要悪だと思っているもの［＊9］。あの看護基礎教育の教育目標をみてご覧なさい。誰だって腰が引けますよ（笑）。普通のセンスをもっていたら、そんなたいそうな人間をこの自分に育てられるかって、みんな腰が引けるはずだと思うのに……。

——「必要悪」はよく先生が使われる言葉の一つで、たとえば「臨床の現実に合わせるような実習教育ではいけない」という先生のテーゼがありますが、ここでも「必要悪」として臨床現場から学ぶということはありうるんだということを先生はおっしゃる。そういうものを抜きにして、ただただ現実原則に付き従うというのがダメであると。

中西　だから、こんなのくだらないと思いながらも、その状況のなかでそれが必要であれば、手を出すにやぶさかではないのよ。そういう判断があれば、どんなくだらないことでも、一つの手段として利用可能ならそれを選択することはできる。

——つまり、「必要悪」というのは、ある意味で非常に問題もあるしナンセンスなものだと認識していたとしても、逆に、そこから学んだり違う方向を見つけ出していくという限りでは、それ自体に意味がないとは言えないし、むしろ必要なんだということですね。

中西　そう、その状況に応じて、が前提ね。たとえば「人間を総合的に理解する」なんてまじめに考えたら、誰がそんなすごいことをできますか？　だけど「看護基礎教育が必要悪だ」と言った意味は、またちょっと違って、要するに到達できない目標を高々と掲げているわけだから、それなら制度から見直す必要がある。にもかかわらず、看護教育のあり方としてナースの数だけを真っ先に満たすような制度改革ばかりしている。そういうあり方自体に問題が内包されているわけだから、そこから考えていかなきゃいけないと思う。

＊8、9：「ナースをダメにしたのは看護教育」のエッセンスは、狭義の看護教育批判に留まらず、ある種の学問論として、自己批判的視点がより本質的なものという感想を抱いた。しかし、＊8「そこまで深みにはまっていない」と、これもまた巻き返されてしまった。
　そのうえで先生は、あくまでリアリストたることの必要を説かれる。学問的な自己批判などというようなうっかりすると極端な形式主義やモットーと化してしまいそうな「ふわふわした」（先生のよく使われる用語）＝「あてにならない」観念論は先生にとってやはり信用ならないのである。そこで、引き合いに出されるのが＊9「必要悪」なる言葉である。

　すでに現実にあるものは、当然理念的なるものとはほど遠いが、少なくとも存在する。それはある種の確かさであって、たとえ非理念的な状態であったとしても、それを参照点に、つまり「必要悪」として認めつつ、現実的な修正を重ね続けることができる。そのためになら、どんな現実でも、ともかくも踏み台として利用しかつ徹底的に批判すべし、がリアリストたる所以ということになるのだろう。

そうだとすれば、現実的にどこまで学生ができるようになればいいか、というところの議論をもうちょっと真剣にしないと、みんな自尊感情を下げて卒業していっているのよ。要するに自信なき大集団をつくっているわけ[＊10]。だって、あのすさまじい臨床の現実に速やかに適応できる若い人なんて、そんなにいないと思うのね[＊11]。

看護教育は足し算ばかりやっている

――しかし現実には、教育の標準化や専門化を目指して、膨大な達成リスト表のような看護コアカリキュラムへと突き進んでいるように思えます。特に最近では、現場からの不満や要請として、新人ナースは高度医療の技術に対応できずに辞めてしまうから、もっとちゃんとした教育をしてくれ、というような圧力も相当強いんですよ。

中西　**看護は根本的な検証もしないで、足し算ばかりやっているじゃないですか**[＊12]。

――結局それは、看護の専門性や独自性をどう高めていくか、という呪縛的な問題意識に絡め取られる形で、際限もなく続いていく可能性があるわけです。さまざまな社会状況の変化やそこからの政治的・政策的圧力があるのはわかるのですが、それがまさに「足し算的なノウハウ教育」みたいなものに……。

中西　ますます拍車がかかってくるわけね。ただ、大学院教育は少し違う視点でみる必要はあると思うけれど。

――そういうなかで、どこかに置いてきぼりになっているものがあるのではないか。ノウハウ教育や専門技術者教育というのはある程度当然としても、看護基礎教育というのはそれだけなのか？　という話になってくるわけです。ノウハウ教育を一種の必要悪として認めながら、そこから看護はいったい何を目指すべきかという本質的な批判精神をもたなければ、たぶんこの一連の流れは変わらないし、加速する一方かなという気がします。

中西　要するに教育に対するデマンド（要求）は、時間がたてばたつほど増える一方で、減ることは絶対ないと思うのよ。いまみたいな時代にしてもそうだし、看護教育もそういう宿命をもっているわけでしょう。そういう意味では、教育内容を基本的に何に沿って、どういうふう

＊10、11：そもそも医療現場に対しては、ややもするとテクニカルな部分が強調されがちだが、その内実は人間関係や組織のあり方などと複雑に結び付いた現場の困難さのはずである。それを指して「あのすさまじい臨床の現実」という言葉があるとも考えられる。
　もしも現場的複雑さそのものを、学部教育のなかであたかも再現するかのようにして教育の内容（ノウハウ教育）としていくなら、どこまでいっても学生は拠りどころをもてない「自信なき大集団」にしかなれないという指摘ではないだろうか。

に整理していくかということを、ただそのときにきたデマンドを受け入れるだけじゃなくて、「捨てる」ということを考えていかなきゃいけないと思うんですよ[＊13]。だけど、捨てることには勇気が要るのね。

——受け入れを拒む勇気がないというか、強迫的につくり出されている時代の流れに呪縛されて、「受けない」とか「捨てる」という判断自体がもはや成立しない。そういう袋小路に追い込まれているなという気がしますね。

だからこそいま、「教員は教え込み過ぎるな」[＊14]とか、「学生の自己学習能力に期待して、もう少しゆとりをもって学生に向き合うことが大事」[＊15]というような先生の主張は本質的だと思うんです。ですが、そんなことにはあまり価値がないとか、過去のものだとか、あるいは、そんな見えないフィロソフィックなことばかり言っていても現場は成り立たないじゃないかと、いまそんな話になっているんです。

学生にしてスタッフというあり方

中西　確実に現場そのものが看護教員のプレッシャーになっている。現場のニーズにも応えなきゃ実習を蹴り出されちゃうとか、そういう圧力が絶えずかかっていると思うの。けれど、それはある程度時間をかけて現場との関係を切り結んでいければ、だいぶ緩和するのよ。というか、ゆとりのある現場のリーダーがいるところは、そういう受け入れ態勢はとてもよくなっていくと思う。要するに目の前の学生や教育に短絡的には期待しなくなるのね[*16]。

私がおもしろいなと思うのは、かつて看護教育というのはほとんどが看護専門学校だったわけでしょう。そこでの看護学生というのは、どこかしらに「給料を払っていない被雇用者」という意味がくっついていたりする。だから現場の人たちにとってみれば、学生はみんな私たちの後輩であり、ある種の部下ということにもなる。

——だから、労働力の一部として、「私たちの仕事も手伝ってね」みたいな感じにもなる。

＊12〜15：昨今の看護教育の内容拡大や高度専門化について、「根本的検証なき足し算」と表現されているが、一方で「宿命的なデマンドの増大」とも評されている。そして、根本的な検証や、デマンドそのものを「捨てる」ことなどの必要を説かれ、要するに、単純な「要求の足し算」だけが加速していくことの危うさと、それをより深い次元で検討することの必要を指摘されている。

ただ、雪崩を打つような急激かつ一方向的な現状につける「薬」は、やはり＊14や＊15などの言葉が最適と思われる。というより、このような状況にあるからこそ、看護学生やナースがふつうに人間らしくあるために、先生のこれらの言葉（格言）は、きわめて保護的な温かさと強さに満ちたものという強い印象を抱く。

中西　そういうこと。私たちの気持ちもわかってよとか、こんなままで新卒ナースで来られたら困るとかね。つまるところ看護学生は「うちの子」なのよ（笑）。そもそも、受け入れる側に、自我の分離ができていない［*17］。だから放り出すことができないわけ。

私が体験したことだけど、患者さんを外来まで送ってきた学生が、診察が終わるのを待ちながら、その外来近くのコンコースで、飾ってあったきれいな絵画を鑑賞していたのね。それもどうかと思うけれど、鑑賞していたわけ。そうしたら、そこに看護部長さんが通りかかって、「あなた、なんでそんなことしているの！」ということで、大騒ぎになった。だから学生にしてスタッフなの。そんなことは放っておけばいいではないですか。

――ご著書の『方法としての看護過程』［*18］にあった一節ですが、「臨床現場の声ばかりじゃなくて、教師も陥っている落とし穴がある。それは臨床に出たなら、とにかくまめに動いて、体験できるものはみんな体験させることが望ましい。せっかく実習に来ている以上は、という伝統的な考え方である」（142頁）というのがあります。これも同じような現場修行的な考え方ですが、いまだに根強いものがあると思います。

中西　まだそうなの？　だって、あれを書いたのはもう30年も前の話でしょう。

――それこそDNA的な執拗さを感じることがまだまだあります。「実習？　とにかくベッドサイドに行ってなんぼでしょ」とかいうノリはいまだどこかにありますよ。

中西　そうね、要するに異文化なんだ。

――異文化というか、看護とは実習教育とはそもそもこういうことだ、というかなり強固な確信や信念がしみついているので、もう太刀打ちできずという状況にもなるわけです。

中西　どうして変わらないんだろうね。まあ、それが長所でもあって、ある種の安定性にはつながっていくのかもしれないけれど、およそ自己変革の契機がないというところが厳しいところね。

＊16、17：臨地実習において、教育側と臨床側との関係調整が重要というのはもちろんだが、基本的に、両者が無理をし期待し過ぎるあり方が問題という指摘は、やはり先生独特のものであると思う。こうした考え方は、教育や臨床の現場にいればいるほどできなくなる傾向があるだけに、さらに重要な視点だろう。
また、臨床があたかも看護学生を「うちの子」のように考えていることの弊害を「自我の未分離」と指摘されている。ここからわかるのは、臨地実習を、ただ単に臨床という実践領域への連続した移行（修行）期間のように捉えることの誤りであろう。「臨床の現実に合わせるような実習教育ではいけない」という先生のテーゼにもある通り、臨床教育と臨床実践とは、むしろ独立した互いに影響を与えうるもの同士である、という認識にいきつくことが重要だろう。

＊18：一九八七年にゆみる出版から発行された中西先生の著書。現在は絶版になっている。

教育目標みたいな生硬《なまがた》い言葉で書かれているのは無理

中西　臨床教育が変わらないのは、やはり競争がないからなのよ［＊19］。競争といったらベッドの稼働率とか、そういう数字ばかりでしょう。そういう意味で、臨床教育をある程度客観的に把握できるようなものがあるといいかもしれない。きちんと評価できる現象ではないかもしれないから、難しいでしょうが。

――しかも、そういうもののなかにある枠組みの意味や概念を、現場の人に理解してもらおうとしたら、もっとたいへんではないかと……。

中西　私も最初は、現場の人にそれを理解してもらおうとしたら、副部長さんたちからものすごい拒絶反応があって、「私たちは大学生なんか指導できません。指導なんかとんでもないです。ベッドは貸します」と言われたの。「ベッドは貸しますって、そこにいる患者のことでしょうに」と思ったけれど（笑）。

そこで、はたと気がついたの。これは議論をすればするほど、かみ合わなくなってくるなと。関わろうとすればするほど関係性がギクシャクしてしまうのね。こちらはできるだけやさしく現象を話そうとするけれど、受け皿のほうが整わないのよ、受け入れる意思がない。そういう関係のなかで、どこまでも大学の方針などを説明するより、「まあやってみましょう。いろいろ問題が出てきたら、そのつど話し合いましょうよ」ということにしてね。特に長いこと現場にいる人たちには、臨地実習や大学での教育目標とか、ああいうけっこう硬い言葉で書かれていることは無理なのよ［＊20］。

狩猟民族と農耕民族との違いもあるかもしれない。狩猟民族はいつも目標をはっきりさせな

＊19：「競争」という言葉は、先生から比較的よく聞く言葉の一つである。実際、先生ご自身がいろいろなところで「闘っている」のは、傍から見ていてもよくわかった。ただし私には、競争のために、というより、自らの信念のために主張＝競っていると思えた。そういう気骨ある上司の姿は、私も含め教員たちの士気を高めるに十分だったが、他方で、部下である教員に対して、直接指示的に圧力をかけるようなことは少なかった。むしろ、好きにさせていたに近かったが、それは、限界ありの教員や乏しいマンパワーなどを見ての言動だったのかもしれない。

＊20：臨地実習の目的や目標についての議論は、『臨床教育論』にすでに委細を尽して示されている（85〜94頁）。複数の具体例を比較検討しながら、その効用や限界などについて述べられ、そのなかに「ただ共通的にいえることは、これらがすべて字義どおりに解釈されたら、学生たちはたぶん絶望的になってしまうのではないか」（92頁）という記述がある。

先生は、教育や実習目標がもたざるをえないある程度の抽象性を認めながら、あまりに非現実・理念的で、かつ蛸足のように広がる（「生硬い」）目標のあり方に、異議や違和感を抱いておられるのだろう。まさにそのような「無理」がもたらす教育そのものの「嘘」や「害」について懸念しつつ、ここでも、「リアリストたれ」（現実を見据えよ）、と言われているように思われる。

いと生きていけない。農耕民族は雨が降ったり天気がよくなかったりするのを辛抱強く待つことが命をつなぐ道だった。狩猟民族である欧米の教育枠組みから直輸入したのをそのまま使っているから、違和感を感じるのかもしれないわね。

――確かに看護過程は問題解決プロセスですから、問題解決が目的そのものということになります。だから、何が問題でその原因は何なのかをさまざまな可能性から見つけ出すことが肝心であって、そこには問題志向の強い目的意識があります。

中西　やはり狩猟民族は、いろいろな行動面において目標がはっきりしているのよ。たとえばダイエットにしても、第1段階の達成、第2段階の達成とか目標を定めて、それはきっちりとやっている。

――ただ先ほどの「硬い言葉で書かれていることは無理」は同感です。かくいうぼく自身もそうですが、あんなにたくさんの実習目標を並べ立てて、しかも生硬《せいこう》な言葉というか生乾きの言葉で……。

中西　そう、「生硬《なまがた》い」のね。

――その「生硬い」言葉であれほど並べ立てられたら、正直にいって誰にとってもそれは無理だろうと思いますね。

ナースは大衆である

――そういうなかで、先生は、看護教育はもっと自らを省みて、学生が問題意識の種を自らもてるような自己学習能力を育てることが大切ということをいつも言われますね。

中西　やっぱりナースというのは大衆なの。プロフェッショナルじゃないの［＊21］。医学書院が出している雑誌だって、だんだんマンガやイラストレーションが増えてきているし、それでないと売れないんだもの。そういう現実に対して、無理して画一的に何かの方法を使おうとしても、やっぱり同じような現象が起こるだけだと思うの［＊22］。

――いやあ、ぼくにはちょっと深すぎますよ。先生のおっしゃることはいつも直線的には進

＊21：これは、専門職志向をひた走る看護職にとって、予想だにしない言葉になるかもしれない。先生によれば、大衆とは、①社会体制の主要な維持要員であり、②批判力に乏しく、③いかようにも変わりうる特性を有するもの、と見なされている。ここでの「大衆」発言のきっかけは、私が学生の自己学習能力への「看護教育」の重要性に触れたことへの異議としてであった。「大衆であるナース」という言葉の裏には、教育制度からみたナース集団構成の複雑さや、それぞれの教育投資の違いなど、いろいろな現実的な問題を考えないといけない、という意図が見て取れる。

まず、迂回・屈折していくので、それを言語的に理解するのが容易じゃない（笑）。

しかし「できない」と「無理」ばかりの先生の表現は、最後まで一縷《いちる》の望みもないとおっしゃっているのではなく、逆にその一縷の希望を強く求めているからだと信じています。

中西　望みは、大学とか大学院の機能をきちんとしていくことだと思うの。要するにアカデミズムという範疇に入る教育のなりふりを、もうちょっと正していくということが必要だと思うのね。

——無理をすると画一的になるとおっしゃいますが、それは無理というよりはむしろ、その時その場の人材にとって、よりフィットした教育なり動機づけがあるべきだということですね。それは人間中心なわけで、要するに学習者中心というか。

中西　それはそうだけれど、学習者中心というのは、理念的に考えたら、すごくぜいたくな教育なのよ。教員の質も量もきちんと用意されてないと、とても無理［＊23］。だから、そろわないときに、どういう代替的な方法があるかということをもっと真剣に考えるべきだと思う。

それに理念だけで固めてはダメだと思うのね［＊24］。たとえば、ただ理論的にクリティカルシンキングなんてことを学生に説いたって、そんなものは、机の前でものが言えるようになるということが第1ステップだから。

クリティカルシンキングとは別に、「看護管理学」の時間に病院のホームページの比較検討を4年生の学生たちにさせたことがあるんですよ。いわゆるマグネットホスピタルと言われる、いい看護が前面に出てくるいくつかの有名病院のホームページをカラーで印刷して、ほかの病院のホームページと「どういうふうに違うかというのを全部、○と×で比較検討してみて」と言ったの。そうしたら、けっこうクリティカルなのよ。4年生で就活の段階でもあるわけだから、厳しい評価をするの。だから、これこそクリティカルシンキングだって。

——そうですね。理論的な枠組みのなかで、机上の空論でやるよりは、そういう思考プロセスというのは日常的に潜在していて、それをどう意識化するか、あるいは言語化するかという、そういうやり方のほうがむしろ学生にはフィットしますね。

中西　だけど、これが大学院生たちだと、ちょっと具体例を考えてみてと言っても、まず出て

＊22：ナースの大衆性がさらに端的に懸念され表現されている。大衆への画一的な対応は、大衆の融通無碍な無批判によって、ほぼ同様な画一性の再現しか期待できないのだから、それ自体に限界があるという主張である。

＊23、24：新たなナース像への期待感を、単純に「看護教育」へと結びつけようとする私の発言を、先生はしばしば「無理」と評される。これは、先生独特のリアリスト的・反語的表現でもあろうが、＊5の発言にあるように、教育の質に関わる問題であり、画一的な看護教育そのものへの指摘でもあるだろう。さらに自己学習能力の重視という教育のなかで、形ばかりの理念や目的に縛られない「無理のない＝嘘のない」教育のあり方を、現実的制限のなかで、どう実現するのか、という問題提起となっている。

こない。だから、いかに観念的に膠着しているか、なのよ[＊25]。

——看護はいつも理論、理論というんですよ。中理論だ、大理論だといっておいて、それから「理論に基づいた事例検討・研究」みたいなことを言うけれど、それって逆じゃないかと。どんな枠組みや理論が有用かというのは、事例のもつ特徴から関連づけられるべきもので、予め枠組みを決めてしまうというのは、転倒しているんではと思うんですけどね。

中西　**そういう形ばかりの検討というのは、結局作業量ばかり多くて、出てくる結論はプアなのよ。**

——「教師が一つの理論体系で教えようとする場合、それ以前に真っ当な批判力を備えていなければならない」(『臨床教育論』(56頁))。これこそを教育者として肝に銘じておかないと、先生がおっしゃるように、理論というのはただの形式主義や教条主義に、さらには「経典」や「教典」の類になってしまうというわけですね[＊26]。

＊25：「観念的な膠着」とはなんだろうか。一つには字義どおり、思考力や発想力や問いの乏しさそのものともいえる。しかし、クリティカルシンキングへの、先生の実践的で柔軟な態度や解釈から明らかなように、「観念的な膠着」とは、ある観念や概念を、未消化なまま丸飲みした状態ともいえる。その結果、現実への意訳や適応が困難となってしまう。だから、観念先行・優位の大学院生にありがちということにもなるのだろう。

＊26：先生は、看護理論の意義や将来を「経典」のような存在、と指摘されたことがある。ある種の権威や歴史性をもつ言語表現型という意味では、多少の類似性がありうるだろう。そのようななかで、看護学そのものが、「観念的な膠着」状態に陥り、さらには「真っ当な批判力」を失って「経典化」しないとも限らない。

第4章

生意気なナースを育てなさい

看護はもっと勝手にやればいい

——先生はよく「生意気なナースを育てなさい」とか「もっとわがままでやりたいことをやろうとするナースを育てなさい」とおっしゃいますね。

中西　そうですよ。そうやってナースという免許をもったうえで、それぞれが自分の立ち位置というか、座る場所、居場所をしっかり見つけられればいいいんじゃない？

だから、生意気やわがままというのは、別にそれ自体が能力というわけでもないけれど、看護集団の現状では必要な個性なのね。キャリア開発の思想というのはそうでしょう。キャリア概念というのは、自分の仕事を人生のなかでどう位置づけて、どう自己実現していくかという考え方なのだから。もっとも、自らの自己実現にまで、他人が「あなたはもっとわがままになれ」なんて差し出がましいことを言う権利もないわけだけど。

——でも、「生意気なナースになりなさい」とか「育てなさい」とかおっしゃりながら、同時に「学生の自己学習能力が大事なんだ」というお話もよくされますね。

先生が看護教育側の意図や意識づけについて強調されると、常に対になって学生側の自律性といった論点が重ねられてきます。そういう意味では、「自己学習能力」というキーワードも、そのまま字義どおりの、自律的・能動的な自己研鑽や上昇志向といった、妙に堅苦しいテーゼにはならないわけですね。そうならずに、それぞれがもっている個性の多様さのなかでそれを大切にしつつ、というか……。

中西　まあ、勝手にやればいいと思うわけよ（笑）[＊1]。

要するに、競争社会のダイナミクスのなかで自ずから選別されてくる上層部みたいな、そういう考え方は、看護界では危ないのよ。ただ競争原理は必要だと思う。どこに必要かといったら、それを用いる指導者にとってではなく、そのなかでサバイバルする個人個人にとって必要なんだと思う［＊2］。

――そうなると競争原理の意味そのものもかなり異なってきますね。与えられて互いをすり減らしていく原理というより、その個人にとっての動機づけの一部ということにもなるので。

＊1：文脈的に捉えなければただの日常語だが、先生の教育観の一方の極を端的に表現しているようにも思える。しかし、この意味は「好き勝手にやればいい」ではもちろんない。「生意気なナース」や「やりたいことをやろうとするナース」の格言系列で言えば、ナースの自律や能動性へのエールとして「勝手にやればいい」があるように思える。そしてさらに、「学生の自己学習能力」という論点では、自己学習の「自己」の勝手さという自由度への着眼と支持ではないだろうか。
その意味をやや深めれば、「教育に対する期待が非現実的に大き過ぎる」（第3章＊5にあり）がゆえに、教育そのものの限界や意味を、よりリアリスティックに内省し自制すべき、というニュアンスを含んでいるように思われる。

＊2：「競争」（第3章＊19にもあり）であるが、先生曰く「競争という言葉には、当然『ライバル』という概念が含まれてくる」から重要なのである。ただし、ここでも、指導者あるいは管理者の人的管理手段としての「競争」という意味でないことが明らかにされている。実際、先生が学科長をされていたなかで、そのような「競争」を促されたということはほとんどなかった。そして、ここで何より重要なのは、競争が「そのなかでサバイバルする個人個人にとって必要なもの」とされているところである。
道具的・手段的で攻撃的な「競争」ではなく、自らがサバイバル＝生きるための動機づけとしての「競争」であるのだから、自己目的的な「ライバル」の存在であり、あくまで自律的な内発性を求めての競争ということになるのだろう。

いままで先生の格言的な言葉を、ぼくはわりと表層的に受け止めてきたところが多々あるかもしれない。

中西　**そうですか、私の言葉が足りないということもあるんだと思う。**

——というより、先生の言葉の意味を捉えきれてないと思うんです。だから、自己学習能力であれば、自己啓発的で進歩主義的な、あるいは向上主義一辺倒みたいなものまで含みうるけれど、そうではない。教育というものがそういうものに全部含みこまれてしまったら、先生がおっしゃるような、「勝手にやればいい」にはならない。それぞれが違うんだから、それぞれの生き方を重視する、それこそがまさに自己学習の自己ですね。

中西　**そう。だから、「勝手に」というのは、個人の選択がそこに働いているじゃないですか。教員が、あるいは教育する側が、無理やり操作的にもっていこうとするような努力は、やめたほうがいいと思う**［＊3］。

雑誌『看護教育』でも、新しいコンセプトが出てきたとしても、「さあ、みんなでやりましょう」みたいな特集はやらないほうがいいと思うの（笑）。

——そういうところが先生のおもしろいところで、テーゼ的に語っていても、それは総じてそういうものを目指せみたいなことには決してならない。特に「みんないっしょに」にはならないということですね。

中西　**違う違う。ある意味で私は達観しているもの。**

――にもかかわらず先生は、「必要悪」や「厚化粧」それに「生意気」などといった、かなり独我的とも言える鋭利な表現の使用を躊躇されない。

中西　**それはね、お尻をたたくときによく効くから（笑）。**

――たぶんそれを聞いたほうは、ただの二者択一的な極論にしか聞こえないので、先生がそのあと「そうはいっても、どっちで考えてもいいよ、それはあなたが決めなさい」と言うと、ますます混乱しますよ。よく伝えて、真意を語っていただかないと。

中西　**でもまあ、わかったような気になってもらうくらいなら、そっちのほうがいいのよ。**

＊3：＊1の「勝手に」の意味について、先生自ら補足されている。「勝手に」のなかには、単なる放縦ではなく、個人の意志としての選択が働いているのだから、それ自体教育的に重要なこと、という主張である。それゆえ、教育する側も、無理をして学生を引っぱり過ぎるな、という指摘をされている。
　看護教育においては、学生の内発的な「勝手さ」に通じる自己学習能力を信じて、教員はそういうあり方や環境を引き出し・維持することが肝心で、「勝手に」教育しないほうがよい、ということになる。これはある種の教育的ニヒリズムともとれるが、先生は、この日本のあらゆる現実にまともに向き合ったうえで、真のニヒリズムを感じないとすれば、それ自体がまやかしであると強く主張されている。

私には恨（ハン）がある

——ぼくが以前から感じていたのは、中西先生のメンタリティと、先に紹介した岡村昭彦（第1章＊2参照）のかなりラディカルなもの言いやジャーナリスティックな考え方というのは、だいぶ重なっているなということなんです。

中西　それとね、岡村さんには根底に「怒り」があるでしょう。私にも「怒り」があるのよ。「先生はなんで看護教育をやるんですか」と聞かれたときに、「韓国で言う恨（ハン）がある」と言ったの。どういう「恨」ですかと改めて聞かれると、説明はちょっと難しいけれど、やっぱり教育や教育課程のでたらめさに対するものというのかしら……。

ただ、岡村さんの間違いはね、怒りからにせよなんにせよ、自分のゼミや取り巻きの人たちと直接関わることによって、何かを変えられるなんて思っていたことね。たとえば、岡村さんは独自のカリキュラムをつくって自ら学ぶんだということを一所懸命力説していて、学びのなかに生命倫理を導入しようとしたわよね［＊4］。そうやって、形ばかりではないほんとうの生命倫理を生み出すことができるはずだと信じ込んでいた。そこが甘いって、私は思うわけ（笑）。

というのはね、ある意味、ナースはＤＮＡまで操作されているから、１人や２人の情熱的な男が一所懸命関わったからといって、心の底から揺り動かされるなんていう状態にはめったにならないのよ。

――岡村昭彦も晩年になって、いろいろなところでナースを集めてゼミナールをやりました。かなりの年数それを継続してやったわけですが、それほど結果が出てないというのが現実ですね。だから、先生が「要するに変わりはしない」というのもわかるんですよ。ただ、「ナースをダメにしたのは看護教育」で、「ナースが自ら考える力を削いでしまうから」とおっしゃるように、岡村もおそらく似たような問題意識をもっていたように思われます。実際、岡村にはもう一段深いニヒリズムみたいなものがあって、教育そのものを信じてなかった。

教育なんていうものは、要するに、体制側に都合がいい人間をつくり出すためのものであるから、そんなものに頼っていてはダメだと。だから、自分自身で自分のためのカリキュラムをつくって学ぶべし、なんていうわけです。

中西　**いや、それにしてはずさんなんですよ。要するに、岡村さんの講演会に集まったナース**

＊4：生命倫理とはバイオエシックスとも言われ、患者の自律原理を重視し、インフォームド・コンセント論の理論的背景ともなった。一九八〇年代、岡村昭彦は木村利人らとともに、患者の権利運動としての生命倫理の日本への導入を、草の根運動として展開した。

からグループをつくって、私塾のようにやっていたわけでしょう。もしそれをやるのだったら、松下政経塾みたいに、2千人3千人のなかから志を同じくしそうな学生を選びに選んでやらなければ。ナイチンゲールだって、最初の卒業生15人を得るのに、そのようにしたわけでしょう[＊5]。もうちょっと少数精鋭で、できるだけエネルギーを集中させるべきなのに、岡村さんは分散させてしまった。だから、私に言わせると中途半端なの。

——確かにそう思います。そういう組織立った動きというわけではなかったので。ただ、問題意識として似ているなと思うのは、先生の「ナースをダメにしたのは看護教育」で、しかもそれは「看護教育だけじゃない」というところと、岡村の教育そのものへの不信感や、さらには官制教育批判にまで行ってしまうところなんです。先生はそこまで言われてはおりませんが。

中西　いやいや、私は言ったでしょう。最終的に教師に責任があるわけじゃない。ナースたちのある意味での頭のかたさというのは、制度の産物なんですよ[＊6]。だから、1人や2人、情熱的な教師が出てきたって、これだけたくさんの頭を耕すことはできない。

そういう意味では、私は大学も同罪だと思うのよ。結局、同じDNAをもった人たちが関わっているわけだから、外側だけが変わっても、なかがじわじわっと変質していくには、かなりの時間をかけないといけないと思う。

――それは、看護というものが単に看護だけで閉じてしまわずに、もっと違う、多様な視野から自らを相対化できるような、そういうものをもち込んでいかないと、ということですか。

中西　もち込んでいかないといけないし、やっぱりカリキュラムを根本的に変えなきゃいけないと思う。問題解決学習とか発見学習とか、それからスピーチコミュニケーションの能力ももっときちんと身につくようなカリキュラムにすべきだと思う。ディベートなどもどんどん取り入れていってね。

＊5：ナイチンゲールがセント・トマス病院内に設立した、ナイチンゲール看護婦養成所の卒業生1期生15名は、その後多くが海外諸国のナイチンゲール方式の看護教育の先導者となっていったことを指す。

＊6：たとえば「生意気なナース」を実現できるのは、志あるカリスマ的教員の努力ではなく、看護教育の制度政策的な刷新という指摘である。しかし、「生意気なナース」は、そうした改革でほんとうに生まれるかどうかは、実はまったくわからない。

第一に、知的な意味で発信力や行動力のある「生意気なナース」など、現場には不要か邪魔と見なされれば、それだけで制度的動機づけにも至らない。仮に、「生意気さ」の価値が認められたとしても、それがどんな教育制度的基盤のうえに実現できるのか、という難問が生じる。にもかかわらず、「制度を」との主張には、教育的価値観の社会的共有という最低限が可能となるということだろう。

生意気なナースを育てなさい

――ところで、先生の「生意気なナースを育てなさい」[＊7]は、そういうナースを育てないと看護や看護体制というものは変わっていかない、という主張です。さらに「もっとわがままで、やりたいことをやろうとするナースを育てて」[＊8]という言い方もされています。

この発想は、ぼくにとっては目からウロコでした。要するに、それまで「素直で、おとなしくて、従順な」の三拍子そろった学生やナースをよしとする風潮に、ぼく自身どっぷり浸かってきましたから非常に衝撃的でした。そうだ、まさにこれだと思ったことを覚えています。

先生は、どこからこの言葉をつかみ出してきたのですか。

中西　神奈川県立の短大に勤めていた頃、某新聞で「これからの時代とロボット」というようなテーマの懸賞論文募集があって、優秀論文がその新聞に掲載されたの。そこには「将来老人が増え、ケアの手が足りなくなることはわかっているけれど、自分がもしケアをされるとしたら、ロボットがいいか、ナースがいいか、どっちがいいか」という問いがあった。これに対して作者は「患者さんというのはわがままだけれど、ナースももっとわがままになっていくだろう」と書いていた部分があったわけ。

人手不足になれば、相対的に価値が増してくるじゃないですか。だからその作者は「そういうわがままなナースより、やさしいロボットのほうがいいだろう」なんて答えだった。それで私は「アッ、これはいただきよ！」と思ったの（笑）。

首から下のナースになるのか、首から上のナースになるのか

中西　けれど、結果的にはナースは「わがまま」になんてなりようがなかった。というより、文字通りの退行的「わがまま」はどこにでもあっても、私が求めた、知的な意味での主張力や

＊7、8：「生意気なナース」など、現実的にはちょっとありえないものに思える。もちろん、そのままの意味で、薄っぺらで鼻持ちならない生意気ナースということではない。しかし、先生なら「そっちのほうがマシよ」とでも言いかねない。なによりマシかと言えば、「素直で、おとなしくて、従順な」ナースである。そして、先生の言う「生意気さ」の真の意味とは、もちろんそんな「マシさ」加減などではなく、自ら新たな何かを発信し主張する、知的な意味での「生意気さ」なのである。
　しかし、このような「生意気さ」を、現在の看護教育や看護実践の場に求めることは、非常に困難なことである。いまだ看護の現実は、集団的・規律的伝統のなかで、個人の自律的で固有なあり方は実質的に軽視されたままである。こういう状況では、＊8の「もっとわがままで、やりたいことをやろうとするナース」という直接的で端的な表現は、より有効で妥当なもののように思える。

発信力のある「わがまま」なんて、ますますどこにも生まれる余地がなかったのよ。だから、換骨奪胎だけれど「わがままな＝生意気なナースを育てなさい」となったということ。

――これとかなり似た言葉として、「首から下のナースになるのか、首から上のナースになるのか」[＊9]というのがあります。この風変わりな表現も、先生はいろいろと言い方を変えながら使っておいでですが、これはある意味で「ロボットナースか、生意気なナースか」と、そんなふうに言い換えてもいいのですか？

中西　いやいや、それは違うの[＊10]。たとえば質の低い報告書の類は、見たり聞いたり言ったりした中身をただ配列しているだけでしょう。私はそういうのを、並んでいるだけという意味で、「スーパーマーケット」と言うのよ。学生たちの書いてくるものも、この「スーパーマーケット」が多くて、自分の意見を表明するということをおよそやってこないわけ、呑み込んじゃうわけですよ。

私が座長で出ていたシンポジウムで、有名人のDさんがシンポジストの1人だったときに、Dさんが自分の追っかけをしているナース集団に、会場で問いかけたんですよ。「ここには看護師さんがたくさん来られているようですが、皆さん方の体験からはどうですか、私の意見は間違っていますか、正しいところもありますか」と。さらに私が「D先生がそのようにお尋ねですけれども、体験された方、どうぞご自由に」と言ったんだけれど、1人もウンでもなければスンでもないのね。

それで、思い余って、「では伺いますが、ここに参加されているなかでナースの方は、どのくらいいらっしゃいますか。手を挙げてください」と言ったら、まるで林のように手が挙が

＊9：『看護管理』22巻10号での林千冬氏との対談にあったフレーズ。「首から上」と「首から下」というのは、まさに「頭」と「頭以外の体」ということである。つまり、ナースが「頭」であるか「頭以外の体」であるか、となるが、もちろんどちらであっても「生きている」ナースにはなれない。
「首から下のナース」とは平たく言うと、「頭」を使いこなすより、手足などを介したスキルを使いこなすことに優れたナースである。「首から上のナース」とは、手足的・身体的スキルはともかく、思考プロセスを使うことを得意とするナースであり、典型例としてリーダーナースなどが該当する。これらの名義上の分類は思考実験的なものに過ぎないが、ナースのリアルな特性をユニークな二分法によって表現しえていると思う。

なお、先生のレトリックには、この種のきわどい（ユニークな）表現が頻出する。これと似たものに、「他人の頭を使わないで、自分の頭を使いなさい」というものもある。課題に困って、「どうしたらいいでしょうか」などと全面的な質問をすると、上記の言葉が返ってくるのである。さらには「私の頭を、あなたが使うということね」という、これもまたドキリとする風変わりな変形バージョンもある。

＊10：私の発言の「ロボットナース」に対して、先生によれば、ロボットはナースにはなれないので、ロボットナースという言葉そのものが誤謬であり、それくらい看護の中身は、複雑であり表現すら困難ということである。それなら「やさしいロボット」とは何か、ということになるが、先生に倣って言えば、あくまでも「ロボット」による疑似的「やさしさ」の模倣に過ぎない。

る。静かぁに。（笑）

私は悲しかったのよ。私はそういうナースはつくりたくないわけよ。手足だけは動きます、というナースは［＊11］。そういうナースは患者の急変なんていうときは、テキパキ動くと思うけれど。

――ただ先生は、「首から下」でも「首から上」でも、「どっちがいいかは自分で決めればいい」というお話でしたね［＊12］。それでも「生意気なナース」という文脈に戻れば、「首から下」一辺倒ではやはりダメというお話ですよね。

中西　そうそう、トータルに見ていかないとね。それに、真のリーダーとなりうるようなナースは全体の数％なの。

――そうなると、「生意気なナース」というのは全員がそうなる必要もないということですか。

中西　そうよ。全部生意気になっちゃ困るもの。私だって管理できなくなるかもしれないもの（笑）［＊13］。

――じゃあ、看護学生にそういうことばかりけしかけているぼくは、先生の意図とはちょっと反していたのかもしれない。でも、それは、その何％かをつくるためには必須の刺激だという意味では、必要ですよね。

中西　刺激というか、響く人に向けたメッセージだと思えばいいんじゃない？

――実際、ぼくがそれを言っても、まったく反応しない学生もいれば、「すごくおもしろかった」とか「すごく斬新なことを聞いた」とか「私もなります」みたいなレスポンスを返してくる学生は確実にいます。

中西　だから分かれるのよ。なんのレスポンスもしない学生を、クイックレスポンスができるようにするのは容易じゃない。

――それと、それぞれ生まれも個性も違うなかで、教育が時に力を発揮するというのは、ある種の出会いのなかで、うまいぐあいに触発され化学反応を起こすということだから、それはうまくいって数%止まりで、教育の必然というわけではないということですね。

＊11〜13：＊11の「手足だけは動きますというナース」とは、＊9の「首から下のナース」に相当する。けれど「私は悲しかった。そういうナースはつくりたくない」ということだから、基本的には、「首から上のナース」(＝「生意気なナース」)であってほしいということであろう。しかし、その一方、＊12にあるように、「首から上」になるか、「首から下」になるかは自分で決めればいい、という突き放した言い方にもなっている。この辺は、個々のナースの多様なあり方を肯定し、「みんないっしょに」「あるべき姿へ」にはならない、先生こだわりのリアリズムを感じさせる表現になっている。

ただ、＊13で「生意気なナースばかりになったら、管理できなくなるから」と半ば冗談まじりに発言されているように、真のリーダーとなりうるようなレベルの「首から上のナース」や「生意気なナース」は、現実的にも全員がなれるわけではなく、数%であるとされる。

自分の権利に気づかない人間が患者の権利を守れますか？

——日本はやはり違うんだなと思うのは、たとえば、ヨーロッパなどで緊縮財政になって、授業料が上がるとなると、それに対して中学生とか高校生とか、そういうレベルの学生まで何万人単位で出てきてデモをする。それが最近のニュースにも出てきましたが、そういう話というのは、日本では絶対にありえないですね。

しかも、あれほど壊滅的な被害を受けた原発事故に対しても、この国の人々は不思議なほど無反応なわけで。こういう状況をみていると、市民としてのメンタリティ、政治に対するメンタリティみたいなものがかなり異なっている。

中西　遅れている。日本では、8割9割の学生は親に学費を出してもらっているでしょう。残る1割2割の学生がアルバイトや奨学金でということだから、そもそも苦学生という認識はないのよ。逆にアメリカなどの場合は、8割9割の学生が奨学金とアルバイトでなんとかしのいでいるから、学費が上がるなんていったら大騒動ですよ。

——そういう現実のなかで、どういう表現をして、どんな動きをしていいんだとか、あるいはすべきなんだとか、そういうことを日本ではほとんど教えていないと、先生がよく嘆いておられましたね［＊14］。

だから、『方法としての看護過程』（81、103頁）にも、「集団同化のメカニズムが強烈に作動する日本社会というのは、一般に自己決定の自由が乏しい」とか、「そんなものより、素直さという順化の精神のほうが充溢している」とか、「自由とは縁遠い精神的風土をもつ日本人は、権利行使に対して評判はよくない」とか、かなり率直で手厳しい記述があります。

中西　**権利行使なんていうと、するほうもされるほうもなぜか被害者になってしまうじゃない？**

——そうですよ。正当な権利の主張などと言ったら、それこそ生意気と言われちゃうわけです。

中西　**疎外されたりしてね。**

＊14：これに関連して、印象深いエピソードを先生からお聞きしたことがある。学部4年生の「看護管理学」の授業のなかで、「あなたたちが医療現場で働いていくうちに、とても自分たちだけでは乗り越えられない問題や矛盾の存在を感じ始めたとしたら、どんな行動をとるか」と尋ねたところ、「同僚と話し合う」「看護師長や看護部長に相談する」くらいしか答えが出てこなかった。これに対して先生は、「誰からも、選挙や公的手段を利用したり訴える、という発想の欠片すら出てこない」、民主主義や政治的意識の貧困に唖然としたということである。

――さらに先の本には、「看護学生という姿は、日本という文化のそのまた下位文化を構成している、ナース集団がもつある種のイデオロギーを反映している」（107頁）とも書かれています。従順でおとなしく問題意識をあまりもたない、そういう日本的なるものものが、まさに看護学生という姿のなかにあるじゃないか、ということをおっしゃっている。

中西　それで、そういうものを自覚する契機というものが、日本が島国であるがゆえに少ないでしょう。やはり自己意識を強烈にもつのは、外に出かけていって、異文化のなかに放り出されたときなんですよ。ただただお仲間のなかで、自己を埋没させていて済むようなところに、問題意識も権利意識も生まれようがない［＊15］。

――医療や看護教育の現場には、いまだ古臭い因襲や固定観念がたくさんありますが、そのコアには日本的なメンタリティがだいぶ浸み込んでいるように思えます。だからこそ、「権利意識」だとか、入学した大学で「教育を受けることは学生にとって権利なんだ」とか、「生意気なナースを育てなさい」というような先生のメッセージというのは、絶対に必要なんだと思います。

中西　ぜひ発信していきたいと、私も思う。だから大学院の私のゼミのなかではかなり権利論をぶっているのよ。「あなた方はね、義務ばかり教えられて育ってきているけれど、自分の権利に気がつかない人間が、患者の権利なんか守れますか」［＊16］って。

権利が侵されている事態を把握することができないのよ。

——そうだと思います。自分の権利もわからずそれを主張することもできない。それなのに患者の権利だけわかって擁護できるように声を挙げられるなんて、ちょっと空想めいていますね。

中西　だから、私がいう「生意気なナース」というのは、言葉だけの「厚化粧」を振り払って、ほんとうの意味で患者の側に身を置きながら、成熟した「怒り」とともに働くことができるナースたち。そして、現実にある看護とその実践の姿を、誇張なくリアリスティックに捉えて、課題を見出し、自ら変えていこうとするナースたちのことなのよ。

＊15：「異文化」という言葉は、第1章の教養についての発言のなかでも強調されている。教養の練成には、異文化と歴史という異なる時空間に「放り出される」経験が不可欠であり、そうやって初めて自らのバランス感覚＝思考行動特性のコアが露わになってくるという。つまり、自分の属する時空間とは異質な時空間に自らを投げ出すことによって、初めて相対的に異質な自分のあり方を意識せざるをえなくなる。その覚醒した意識をもって、この現実をよりリアリスティックに見て行動せよということだろう。

＊16：義務的ノルマには飼い慣らされながら、自ら異議を唱えることはしない人々に、患者の権利擁護などできるはずもないという指摘である。まずは、自らの権利というものを自覚し、それをどんな組織・集団的しがらみのなかでも主張し実行できてこそ、という主張であるが、過剰な組織順応にさえ自覚的でないというのが現状ではないだろうか。

第5章

臨床の現実に合わせるような実習ではいけない

ナースというのは看護学生をほんとうに踏んづける

中西　臨地実習で私が気づいたのは、ナースというのは看護学生をほんとうに踏んづけるのよね［＊1］。ところが、医学部教育をみていると、実習にやって来た医学生を、医師たちはとても大事にするのよ。そこが基本的に違うとわかった。だから看護学生は、現場に出るとどんどん自信を失っていくでしょう。おまけに山ほどの宿題で、よくサバイバルすると思う。

そして、臨地実習で看護学生は、自分たちの後輩をああいうふうに扱っていいんだということを学ぶわけ。これでは決して自尊心が高くならないわね。

――「臨床の現実に合わせるような実習ではいけない」[＊2]という先生の言葉はぼくにとって目からウロコでした。それまで臨地実習で学ぶべきは、現場にある看護の実践的なあり方なのだから、いわばそれをトレースして倣うことから始めればいいという先入観がどこかにありました。

けれど、この言葉は、現場で苦労している教師にとっては、勇気づけられる言葉だと思います。臨床で学ぶというのは、臨床の現実の枠組みのなかで受け身的に学ぶということではなく、むしろそこにある問題や矛盾を感じ取っていくようなものであっていい。そういうあり方を失ったらダメであると。

中西　ダメです。よく見ていると、現場のナースたちは忙しがっていながら無駄な重複や不合理な慣習が多かったりするのね。そういう現状に自覚的になれないし、看護師長も無頓着だったりするでしょう。そういうものをただ真似したってしようがないじゃないですか[＊3]。

それにこういうこともあった。1年生の学生が吸い飲みをもって病棟の廊下でうろうろしていたのね。どうしたのと聞いたら、「私の受け持ち患者さんのお隣の方がお水をくださいと言われたのですが、お水を差し上げていいかどうか指導者の方に聞こうと思っても、1人もいらっしゃいません！」と言って、その学生が怒るのよ（笑）。「そう、それは困ったわね。いいから名前を呼んでごらんなさいよ」と言ったの。それで、ナースの名前を呼んだら顔を出してくれたのね。その問題はそこで収まったけれど、学生は収まらなくて、その日の反省会で、「……病棟はナースの方たちのお仕事の場で、とてもお忙しいことはわかります。だけど、私たちにとって病棟は学習の場ですから、せめて私たちがいるときぐらい、もっと勉強しやすい

＊1：ナースが看護学生を踏んづける、とは穏やかでないが、学生の準備不足や技術の未熟さに対して「こんなこともできない」的態度や、学生からの問いかけに対してとげとげしい態度を返してくるナースのことである。

　現場の忙しさやゆとりのなさの反映ともとれるが、それを差し引いても、同じ専門職の仲間であり後輩であるという親和的な意識の希薄さがある。しかしそれも、よくよく考えてみれば、「そうされてきたからそうするまで」という世代間連鎖のようなものもあるかもしれない。

＊2、3：この格言に関連して、印象に残っているのは、ある教員の作成した実習要項を見た先生が、珍しくすぐにその教員を呼んで、「なぜこれほど詳細な穴埋め問題のような記録様式をつくるのか」と問いただして再考を促した、という話（伝聞）である。第2章の看護教育の「パタン認識」においても、先生は、それをいかに避けて、丁寧に思考し言葉を与えようとするか、について発言されていた。

だから、実習の記録様式を細密にパタン化することと、実習そのものをある種のパタンとして学生を「あてはめる」こととは、おそらく同じ意味をもつことになるのだろう。それゆえ実習でも、ただ従属的に（パタン認識的に）その現実に倣いかつ合わせることを避けて、理想でも実践的到達点でもありえない、臨床的現実とのリアルな出会いや発見の場とすべし、ということではないだろうか。

ようにしてください」と言ったらしいのよ。

私はその場にはいなかったけれど、看護部長が顔を真っ赤にしてやって来たから、また学生が何かやったなと（笑）。

要するに、わがままな学生が1人でも2人でもいると、現場ってほんとうに振り回されるのよ［＊4］。日頃振り回されたことなんてないわけだから、対応できずに右往左往してしまう。そうなると学生としては、いったいこういうところで何を学ぶの？　ということにもなるわけ。

私も、かなりわざとらしいやり方で変えたこともあるのよ。最初の実習終了後の指導者反省会で、学生を指導したナースたちの感想がA４用紙で5、6枚ほども出されてきた。なんと、300件ぐらい書いてあった。そのうち肯定的評価は2つか3つ。あとは、あれができないこれができない、挨拶をしないとか、スカートが短過ぎるとか、そういうことばかりだった。私はこのまま反省会をやられたらえらいことになると思ったのね。

だから「これを拝見しましたけれども、このXさんとYさんは、とてもすばらしいですね」と言って、肯定的な評価だけを取り上げて持ち上げたの。そうしたら次の反省会から変わったのよ。逆に何が評価されるのかということを学んでくれたんだと思う［＊5］。

それともう一つは、現場には、なかなかいいナースもいれば、いいケアもあるわけじゃないですか。私たちがそれを見たらすかさず「やっぱりそういうものをおもちだから現場のナースはすごいですね。他の学生にも見せてください」と言って敬意を払うのね。

――ありがちな対立関係ではなくて、実習というものを介しながら、現場と教育というものを底上げしていく方法というわけですか。

中西　そう。それに学生にはある程度理論的な知識を学ばせても、そういう知識の枠組みで現場は動いているわけではないから、評価なんかされないのよ。それでも、糖尿病の患者さんについてこういうことを勉強していますという資料を、「参考のためにどうぞ」と（現場のナースに）あげなさいと学生に言ったの。そうしたら、そのうちに「資料くれない？」と言ってくるナースが出てくるようになったのよ。

＊4、5：実践の現場とは、多かれ少なかれ、反復的またはパタン的である。この場合のパタン的とは、現場の適応的なあり方のことであり、その都度の不要・自明な判断を省けるという、効率や安定性にもつながる。しかし、これが行き過ぎると予定調和的な思考停止状態に陥ってしまう。そのような場であるほど、非日常的な変化（「わがままな学生」）は、より大きな不安定性や対処不能を引き起こす。そういう脆弱でゆとりのない場として、看護の現場が捉えられ指摘されている。

逆に、そのような現場の予定調和的な保守性が、看護学生という「侵入者」をいかに排除すべく作用するかについて、実習反省会を例にして述べられている。ただし、この現場からの排除作用は、ある種の防衛機制と同じで、相手がいったん好意的で評価されるべき存在と知るや、親密な関係性（同化作用）へと一気に反転してしまうアンビバレントなものでもありうる。

――そういうやり取りのなかで、現場も変わりうるということですね。

中西　現場は変わるわよ。変わるけれども、変化は長続きしないの。人が替わってしまうから。少しよくなったかな、この調子でいくかなと思うと、中心になる人材が辞めてしまって伝承されていかない。だから現場の流動性というのは、教育する側にとってはとても迷惑なのよ。もっとも逆の場合もあるけれど。

――現場のナースだってもとは学生だったわけで、学生がそういうなかでどんなふうに育っていくかということは、結局は、看護教育がどういうふうに変わっていくかというところに、また戻ってくるということになりますね。

だから、受け入れる側も受け入れてもらう側も最小限の教育的な基盤をもって、お互いの立場や方向性みたいなものを理解し合えるような環境をつくっていかないと、やはりダメですね。

中西　そうね、容易ではないけれど。

それと、もし学生の資質がある一定のレベルまでいっていれば、上級生になるとしたたかになってくるの。先生なんかの後ろをくっついて歩くよりは、現場でやさしく実践的な指導をしてくれるナースのあとを追いかけたほうがいいとか、教員側に依存していたものが臨床側に明らかにシフトしたりするんですよ。個々に違うけれど、そうなってきたら、ある意味放っておいてもいいのよ［＊6］。

たとえば現場ナースの弱みも学生にはわかってくるわけ［*7］。医師から怒鳴られたとか、いつも文句ばかり言ってるけど実際にやってみたら失敗ばかりしているとか、そういう弱みもけっこうつかんでくるでしょう。そうなってくると、学生が指導者を選ぶという、そういう力関係も出てくるんですよ。

——だから、そういうこともふまえて、「臨床の現実に合わせるような実習ではいけない」は、教員のみならず学生にとっても助かるし意味があると思います。つまり、これからの人のための臨地実習なわけですよね。いまある現実を踏襲して、それを再現するための実習でも教育でもなく、それぞれの看護の未来というものを、少しでも意識したり目指していけるような、そういう機会として捉えていければいいと。

*6、7：学生の変化を読みながら、どうやって自律性や自己学習能力に力を与えていくかという先生の視点が強調されている。学生が臨床に対して、ある程度の距離を保てるほどに落ち着いてくれれば、放っておいても、自ら手がかりを探しながら歩いていけるもの、というほどの意味だろう。実際、教員・指導者ともに手応えを感じられなくとも、すでに学生はそれなりの理屈を築いて行動していたのだ、とあとになって気づくことも多い。

現場のナースの弱みも教員の弱みもわかったうえで、それゆえに身動きがとれないということももちろんありうる。だからこそ、そういう学生の変化や成長を捉え、むしろそれらを意識し重んじて事に当たるべし、ということだろう。

あなたは学生のアドボケイトをきちんとやっているか?

――ナースに限らずかもしれませんが、専門職として政治的なセンスや社会的な問題意識をもつことの重要性はよく言われることです。先生は、将来的には、社会看護あるいは社会看護学のような枠組みが必要だという主張もされていましたね。

中西 いまある地域看護学ではなくて、地域看護学も包摂した、より広い社会活動としての「社会看護学」という枠組みです[＊8]。公衆衛生看護学に毛が生えたような地域看護学ということではなくて。

――でも近年、地域看護学がまた先祖返りして、公衆衛生看護学に戻ったということをご存知ですか。

中西 ほんとうですか? いったい何をやっているの?

――といっても、厚労省の指定規則上のことですが、在宅看護学との棲み分けをはっきりさせるとかいう意味で、地域看護学を公衆衛生看護学に改名させたというわけです。

ぼくは専門外にもかかわらず、当時の上司に「そんな歴史的にも手垢にまみれているものに先祖返りするなんておかしいんじゃないですか」と余計なメールまで送ったんですが、「学会で議論されたわけでもなく、いろいろあるのよ」くらいのご返事でした。

中西　厚労省に選ばれていた看護の委員のセンスだわね。だから、問題の根はかなり深いじゃないですか。あまり麗々しく理想論を述べないほうがいいかもしれない［＊9］。

——ただ先生は、どういう形であれナースがいろんな問題意識を、社会的あるいは政治的な問題意識をもつべきだということを常々おっしゃっていましたでしょう。だからぼくは日頃から学生たちに、先生の口調そのもので、わが主張のように偉そうに言っているんですが、そういう権利だとか政治的なセンスというのは、いまの学生にはほとんどないです。

＊8、9：先生が「社会看護学」に初めて言及されたのは、学会誌の抄録（日本看護科学学会誌28巻1号、103〜104頁）においてである。保健師教育を大学院で行う場合のあり方について述べられるなかで、看護はさらに自らの環境としての「社会」への（制度・政策、政治的な）問題意識や働きかけを行う基盤として、地域看護学を包摂する「社会看護学」構築の必要を提唱されている。

ところが、最近（二〇一一年）、地域看護学は自ら狭いテリトリーに自己規定するかのように、公衆衛生看護学と改名された。まさに「公衆衛生看護学に毛が生えた」ような地域看護学から、その「毛」さえ抜かれてしまったのである。先生の言う「社会看護学」とは真逆の方向へと向かい、身を縮めてしまったかのようだ。なぜこのようなことが起こるかと考えれば、まさに「その根は深く」、歴史的・学問的・思想的な批判も問いもなく（起こらず）、ただの概念整理のように学問を切り分けるという安易さ＝その根深さゆえであろう。

中西　ないですね。そういう教育をしていませんから。

でも、看護だけで嘆かなくてもいいと思うの。というのは、この頃世間ではいじめは悪いことだということを、子どもたちに教えようと言っているじゃないですか。あれは善悪の問題ではないのよ。友達やクラスメートと1人の人格としてどう尊重し合いつき合っていくか、互いの関係をどうつくっていくかという問題で、善いこと悪いことの線引きの問題ではないのに、まさに旧態依然なんですよ。

――かつての修身や道徳教育みたいなものですね。先生がいつもおっしゃるのは、そういうふわふわした、見えにくい話にいってしまわないで、個人の自律や権利というような基本原理に立ち帰って考えるべしということですね。

中西　そういうことです。

――にもかかわらずそういう教育は徹底されていない。だから、看護教育だって、そういう問題意識にアプローチしながら教えていかないといけませんね。

中西　いやいや、松澤先生は話をすぐ看護教育全体に広げるのね。権利に立ち戻って考えていくなどということは、そんなにあまねく広げられるような事態ではないと思うのね［＊10］。

もう一つ言わせていただくと、日本という国は、権利の感覚より義務の感覚のほうが強いのね。だから、義務を怠ったときには、すごく人に迷惑をかけたとか誹謗されるでしょう。だけど、権利をきちんと主張しないことに対しては、ほとんど誰も注意しない[＊11]。だから、自分が権利をもっている、ましてや人にも権利があるなんていう、そういう考え方が根づくにはとても不利な文化状況だと思う。

——日本では、うるさく自分を主張すると、相手には迷惑になってしまう。相手もうるさく主張すればお互いさまなのに。だけど、うるさく主張するやつは、わきまえないやつだとなってしまう。まさにこれは権利意識というものが意識化もされていなければ、現実にもなかなか存在しない。発言し・主張するということ自体も、それはおかしいという話にむしろなってしまう。だから、先生のおっしゃるような、生意気なナースなんか出てきた日には……。

＊10、11：ナースの権利意識を高めるためには、看護教育が必要との提案には、やはり先生はネガティヴである。これは、先のナースの政治意識の希薄さについての問題提起でも、同様な反応をされている。

曰く、「看護だけで嘆かなくてもいい」「看護教育全体に広げなくてもいい」ということだが、両者に共通していると思われるのは、看護の「外」にある日本的な「文化状況」への認識である。義務ばかり言われるが、権利があるとは言われない、という現状を考えれば、看護や看護教育以前の、より普遍的で根深い現状へのある種「達観した」認識であろうか。

そういう深いニヒリズムに根差さない限り、根っこから変えていこうとするリアリストなんて生まれるはずがないという、先生のこれまた裏返しのニヒリズム的表現があちこちに込められていると思う。

中西　袋だたきにあうわね。

――そうなってしまう可能性は非常に高いんです。けれど、先生がそういう言葉に込めているのは、権利とか自律とかいう話がすでに含まれたものなんですね。

中西　そういうことです。患者のアドボケイトが看護の仕事だ、ということをろくに考えもせずに言う看護教員は多いけれど、じゃあ、「あなたは学生のアドボケイトをきちんとやっているか」[＊12]と言ったら、やってないんですよ。要するに実践が伴っていないで、空疎な観念だけで自分の、あるいはナースの責務を語ろうとするからおかしいのね[＊13]。

――学生のアドボケイトどころか、自尊感情を低めるようなあり方なら十分実践が伴っている……。

中西　そうそう、逆のことをやっているわけよ。それでいて、逆のことをやっているということに気がつかない。現実と言葉が離れているでしょう。信用されなくなるわけね。

アメリカにいて私が感じたのは、小学校から高等学校まで、個人と自立と自由というフィロソフィー（哲学）が徹底していて、それが揺れないのよ。だから、学校教育の一貫性というのが見事に成り立っているな、という感じはもった。

――日本にだって、日本国憲法のなかに基本的な理念としてあるわけですよね。憲法をもち出せとはいわないけれど、看護系大学の教育理念のなかに、そういうものがほんとうにつながって語られているのだろうかといえば、それほどでもないわけです。専門職としてのノウハウ的な教育理念だとか目標みたいなものが羅列されているんですよ。

中西　それはカリキュラムを組み立てるときに、どのレベルでものを考えてつくっているか、ということによるんだと思うのね。だから、その内容を反映して、ひょいひょいどこへでも飛んでいってしまうようなレベルなのよ。

「何事のおはしますかは知らねども　かたじけなさに涙こぼるる」[＊14]という西行の歌があるじゃない？　要するになかは空疎なの。だけど、それをただ信じ込んで、かたじけなさに涙こぼるる、くらいにそれを信奉するのが日本人なのよ[＊15]。危険なのよ。だから結局、戦後70年

＊12、13：権利擁護とはいっても、ナースは逆に患者への権利侵害の当事者ともなりかねない。にもかかわらず、患者の権利擁護者であるとはどういうことか、それをきちんと考えていたら軽々しくは言えない、ということにもなるだろう。そこで、それならまず自らの権利主張はできるかどうか、それがダメなら学生の権利擁護はどうなのか、というふうに挑戦的な議論を展開されている。

「学生指導者が同時に学生の権利擁護者であるか」という問いは、かなり意表を突かれるものである。この場合の「学生の権利」とは何かがまず問題だが、「教育を受ける権利」はその前提となるだろう。そのなかで、いかに学生が（広い意味で）支持されうるか、あるいは狭い意味で、理不尽な教育やいじめなどにさらされていないかどうか、などは確かに教員として見逃しがちな身につまされる問題意識であろう。

近くたっても、国民として、柱になるようなフィロソフィー（哲学）をもてないままにきちゃっているでしょう。

完全欲求が強くてどうしようもなく不完全

——わけのわからないものにつき合わされるという意味では、看護過程だって、ぼくはいまだ十分に教育レベルにおいてでさえ、こなれたツールになっていないと思います。

中西　看護過程はプロセスとしては円環プロセスでしょう。だから、学習にしても実践にしても、どこから入ってもいいはずなのに、情報収集からしか入れないと思い込んでいるところがダメね［＊16］。形式が重要だと皆が思い込んでいるから、ツールにしようがないの。

——そう言われてみると、論理的にはどこから入っても、ともかくも一周してくればいいわけですね。

中西　そう、いいわけよ。山手線と同じで（笑）。

それで私は学生たちに、最初から情報収集ばかりにのめり込まないで、ナースが立てたケアプランでケアをして、足りないところや過剰なところをみつけてみることにしようと言って、病棟に相談に行ったのだけれど、結局、時期尚早だって断られてしまった。要するにナースたちは、自分たちが立てたケアプランに自信がないわけ[*17]。おまけに今度は、逆に学生が評価する立場に立つわけじゃない？

*14、15：この和歌は、西行が伊勢神宮に参詣した際に詠んだもので、「ここにどのような方（神）がいらっしゃるのかはわかりませんが、そのありがたさに涙がこぼれるほどです」というほどの意味になる。普通に考えれば、信仰的なある種の感受性の表現ということでいいのだろう。しかし、たとえ相手が宗教といえども、だれとも知れない＝中身のないものをありがたがったり涙するというのは、理性的に考えれば理解しにくい。ただし、古来アニミズムを基底において発達してきた日本人の宗教的感受性を考えると、さほど不思議ともいえないということにもなる。
いずれにせよ、先生のリアリズムからすれば、信仰的な感受性というのは、いかにも御し難い。それをどんな思考のプロセスや言葉として受けとめるかが肝要となるはずだろう。そういう志向性を日本人の多くはもたず、それゆえに戦後、国民としてのなんらの哲学を築けぬままきているという指摘であるが、現状はそれよりもっと深刻かもしれない。

*16、17：『臨床教育論』にある「看護過程論」（96～111頁）はかなり独特なものである。看護過程の構成要素そのものは変わらないものの、それ自体はあくまでも教育的・創造的な手段に過ぎないという位置づけである。だから看護過程は、判で押したように「情報収集」から始まらなくてもよい。とりあえず、臨床のナースがつくった看護計画をもとに実施することから始まってもよい、という考え方である。＊17の意味は、むしろそうすることで、臨床実践としての看護過程にも相互的な影響を与えられるということであろう。
いずれにせよ、早々に妥当な看護計画を完成させることを、教育レベルで求めるべきでなく、断片的であれ論理的な思考プロセスを発見できればよい、という「実質」を先生はあくまで重視する。ここでも、教育圧力を弱めて、あくまで自力での拙い「歩行」を促すことに徹している。

看護過程をほんとうの意味で教育的なツールにするのだったら、いま言ったようなやり方をすべきなのよ。

――ただ、現場のナースが看護過程の考え方そのものをよく理解しているとは言い難いし、だから、先生がそんなことを言い出したら、現場は確かに驚くわけですね。

中西　**そう、驚くし、責められていると思って、あわてちゃうわけね。**

――実際、臨床現場の看護計画といっても、標準化された形ばかりのものやほんとうにお粗末なものしかなかったりすると、それは困ると断られてもおかしくないです。

中西　**看護計画は、結論だけをとれば、たとえばA4判の紙1枚のなかに収まるくらいの分量になるでしょう。けれど、判断の最終的な産物までのプロセスをきちんと書いていったら、論文が書けなきゃ嘘なんですよ**［＊18］。

――それは『方法としての看護過程』（148頁）に書かれていました。「体系だったアセスメントプロセスはそれ自体、十分科学論文たりうるものであり、論文になるくらい綿密に考えた内容をもっていることが、他職種に対し、看護の専門的な意見を主張する場合の条件であろう。つまり、その内容がそこでの主張の論拠になる。毎日を多忙な仕事に振り回されて終わっているのは、いかにも残念ではないか」と。

中西　**そうなの。だから、やる気があるんだったら、こうやればいいというヒントを結構私は**

出してきたつもりだけれど、どれも受け入れてもらえない。

――確かに看護過程というのは特別あつらえの何かではなくて、実践的な思考と行為そのものですね。だから、臨床というのは研究だし、研究というのはまさに臨床的プロセスだという

＊18～20：＊18と＊20とを読み比べると、まったく逆のことを言っているようにも聞こえる。＊18では、看護過程（問題解決プロセス）は、それ自体が研究的プロセスとほとんど変わらないのだから、きちんと取り組めば、結果的には研究論文ほどの内容をもつはずと言われる。一方、＊20では、看護過程のケアプランなどは、不完全なのが当り前なのに、むしろ完全欲求が強いことが問題になっているという指摘である。

しかし、先生は『臨床教育論』（100頁）で、看護過程とは「エラーを成功に変えていく絶えざる吟味のプロセス」と述べられているように、看護過程の効用とは、臨床の現実に対して、研究的・分析的アプローチを積み重ねていくなかに見出せるものとされているようだ。そう考えれば、＊18と＊20はそれらの過程の異なる局面に過ぎないということにもなる。ただし、このようなあり方に対して、ナース自身が自覚的とはとても言えないというのが＊19であろう。

さらに先生は、『方法としての看護過程』（144～146頁）において、以上とは異なるたいへんユニークな看護過程論の一端を次のように述べている。「看護過程の学習目的は、個々のケアが看護婦たちの技術水準に近づくことではない。看護の現実から「思考」し、それを第三者―看護婦集団ではない―に対して伝達可能で説得力をもった言説として組み立て、さらにそこから新知識を引き出しうるような知的技術を習得するところにある。つまりプロフェッショナルとしての基礎能力である。このような能力を身につけておかない限り、看護ケアの向上はありえない。このような能力を身につけない限り、看護婦はいつまでたっても対等に他職種と対論をたたかわすことができない。看護過程の学習目的は、むしろ個々の患者ケアを超越したところにある」（傍点は聞き手が付けた）

ことはほんとうにそう思います。

中西　だけど、それがなかなか現実にならないのよ。いまだ看護過程はナース集団の単なる方言になったままなのよ[＊19]。

私はね、現場で立てるケアプランは不完全で当たり前だと思うのよ。それなのに完全欲求みたいなものが強いから、結果としてどうしようもなく不完全になっているのね[＊20]。それで「学生さんにお見せするには時期尚早です」となってしまうわけです。不完全さというものへの免疫がもう少し強くならないとね。できもしないのに、完全欲求ばかり強いから、学生もつらいんだと思うのよ。

――わからないということがあってはならないし、それは恥ずべきことみたいな、妙な思い込みがありますよ。わからないことがわかるというのは、わかり方としてはよほど上等なわかり方だと思いますが……。

第6章

看護の大理論はやがていらなくなる

研究や科学をまとっているだけ

——ぼくは、先生に出会って以来、たびたびその言動に驚くことがあって、それこそリアリティショックじゃないですが、リアリズムショックの連続でした。

先生のかつての教員紹介欄にも、確か「看護のリアリティにきちんと向き合えるようになってほしい」[*1]などと書いてあったのを思い出します。ただ当時のぼくにこの「リアリティ」

はあまりピンとこなかったですね。

中西　この言葉を私が使った最初のきっかけとなったのは、ナースたちの使う言葉と、実際に私たちが手に触れたり目で見たりする現実との乖離が大きいと感じたことです。どうしてこんなに乖離してしまうのだろうと。

たとえば、「看護部長として腹が立ったり、泣きたくなったりしたことはありませんか」と聞いてみると、「私は自分の職責に照らして、何ひとつ、そういう体験はありません」と言う。わざわざ、腹が立ったり泣きたくなったりとか、私は具体的にそこまでかみくだいて話しているのよ。それなのに「職責に照らして」になってしまう……。

ああ、こういう言葉でしか語れないんだということを感じるのね。日常言語で看護を語ってはいけないと、がんじがらめになっている部分があるんじゃないかと思う。だから「看護部長という職責に照らして、腹を立てるなんてことがあってはいけない」となってしまう。

――看護教育には、いかに専門用語によって教育するかという強迫観念めいたものがありますね。それが専門職としての必須条件であるかのようにとらわれている。

中西　要するに、それに代わるような表現なり言語なりコンセプトなりをもっていれば、自在に出し入れできるけれど、たった一つ入ってきたものを後生大事にしているから、それに代わるものがないんだと思うのね。

――先生がよくおっしゃっている、「看護理論家が定義し過ぎる」とか、「何十年も前の看護理論にずっと頼り過ぎる」という話も似たようなものですね。「それはなぜか」とはならない。HOWにしかならないで、WHYにはならない。そういうところが問題ではないでしょうか［＊2］。

中西　**たぶん、それが自分のなかに入ってきていない、まとっているだけのものなのね。研究や科学なんていうのも、まとっているだけだから、実習で看護過程を必死になって教員が教え**

＊1：このコメントは、先生が学科長として赴任されて間もない頃のものだと思われるが定かでない。しかし、ここでの「リアリティ」こそ、先生の言われる「リアリスト」が知るべき対象であるとすれば、すでに「リアリストたれ」と言われていたことになる。さらに先生は、『臨床教育論』の「はしがき」において、すでに30年ほども前に、次のようにはっきりと宣言されている。

「……けれど、結局、対象の現実に目をつむった教育は何も生み出さない。このことを身をもって悟ったとき現実から出発しようという腹が決まった。学生たちはまず成長することが先決なのだ。そこにおかしな禍根を残してはならない」（ii頁：傍点は聞き手が付けた）

＊2：理論家が定義をするということは、ある意味当然であり不可欠でもあるだろう。しかし、あえて先生が指摘されるのは、ナースが定義に頼り過ぎて自ら考えることをしなくなる弊害ゆえだろう。そればかりか、定義された専門用語の抽象度が上がるほど、常にその用語や概念に基づいて現実を早わかりしようとする、逆転した形式化さえ起こりかねない。そうなると、定義や専門用語こそが、似非《えせ》リアリティを生み出すという、「乖離」がさらに進むことになる。

看護理論依存も同様であり、現実を見て理解するための一視点である以上に、現実（リアリティ）を逆に限定的に規定してしまうものとして働きうることに、先生は注意を促しているのだろう。

込もうとしても、結局、本質的なところを学んでいるナースはほとんどいないですよ。看護過程も研究の過程も基本的には変わりはないのに、大学院にきていざ研究となると、右も左もわからなくなって、与えられる課題をただ受動的にやるだけということになってしまう。いろいろな取り組みが手順やノウハウになってしまうのね［＊3］。

――そういうナースや看護教育というものがなかなか変わらない、そうなったままであるというのは、どこに問題があるのでしょうか。

経典化しがちな大理論はやがていらなくなる

中西　いつだったか、どこかの出版社から、「やさしい」看護理論云々という本が出たことがあるのね。私はそれを見て思わず、やさしい理論なんていうのはない、ということを言ったのよ。なぜなら、抽象度を上げない限り理論化はできないわけだから。教師の腕しだいで、難しい理論をやさしく教えることはあるけれど、最初からやさしい理論なんていうのはありえない話なのよ。

――そういう意味では、先生の訳された『ロジャーズ看護論』（医学書院、一九七九）で出てくる開放系やホメオダイナミクスなどの言葉というのは、自然科学由来のもので難解ですね。物理学を引きつけた議論としては新鮮だったかもしれませんが、それをただちに看護に結びつけてしまうというのは大胆です。大理論には大なり小なりそのようなところがありますが。

中西　**理論の体裁をとると、どうしてもそうなるのよ。でもね、私はだんだんああいう大理論はいらなくなると思う**［＊4］。**医学にも、医学の大理論なんていうものはないものね。**

――医学概論などというものも歴史は浅いですし、どうまとめようかで困っているところがあります。

中西　**そうね、一応包括して、医学なら医学というものが概観できるようになればいいだけの話であって。**

個人に成長・発達の段階があるように、学問にもそれがあって、成長とともにいらなくなると思うのよ。

＊3：研究や科学の意味も、とりたててそれ自体を学ばなくとも、看護過程があるではないかという主張である。もしも看護過程をほんとうの意味で理解できているのなら、研究や科学のもつ基本的な論理構造を同じく理解できているはずだから、ということである。しかし現状では、看護基礎教育においても、臨床実践においてはなおさら、看護過程は標準化や分類形式化（典型がNANDA-I看護診断である）が進んで、実践的な思考過程としての機能や方法を失っているに等しい。つまり、研究や科学の形骸化した機能を「まとっているだけ」になってしまっているのだ。

――成長・発達の段階で、看護理論がいらなくなるというのはおもしろいですね。ただ、そんなことを言ったら、看護理論家からの反論や非難がすごいですよ。

中西　それはかまわないけれど。特定の理論をナントカ教の経典みたいに有り難がってしまうやっかいな実例を私は知っているからね。でもそれは、所詮一時の流行みたいなものなので、そのうち、はやらなくなるとは思う[＊5]。

まあ、それがいらないというのはどうかな。なんて言ったらいいのだろう。要するに、いまみたいに目くじら立てて大騒ぎする必要はなくなってくると思うのよ。社会科学の理論なんかもみんなそうでしょう。

――確かにそうですね。大きな理論的枠組みやその概念が、同時に実践的な意味にもつながるというのはなかなか稀ですから。

中西　ただ、大きな枠組みの使いやすい部分を借りてきて、そこをより実践的かつ緻密に論じて展開するというやり方は成り立つと思う。

――オレムにしてもなんにしても、看護理論の複雑な本体そのものが、どの程度実践的な意味で貢献しているかというと、大理論の場合はそれほどでもないという印象があります。

中西　看護過程だってそうですよ。データばかりたくさん集めさせて、それで「褥瘡ができるおそれがある」という程度の曖昧な判断を示して満足してしまう。それならいまの私にだって褥瘡のおそれはあるわけね（笑）。

――一般的なリスクだったら山ほどありうるので、一般論としてなら、電話帳みたいに分厚い標準看護計画を引っ張り出してくればいいだけの話です。

中西　そういう意味では、そもそも看護過程という知的な思考過程を導きうるような環境でさえないのに、学問的知識の無理な実践を学生に押しつけているところがある［＊6］。教員や指導者たちもそういう環境で育っているから、現実にある矛盾に対してだいぶ鈍感なままだと思うの。

＊4、5：看護理論の役割や位置づけを、（＊8、9でも述べているように）歴史的・発達論的に捉えて、その意味や意義の相対的低下の必然を主張されている。ただし現状では、看護理論は看護基礎教育の定番であり、そこから取り出された多数の概念や定義が、看護を実践し記述する際に、かなり安易に多用されている現実もある。こうした状況（「経典」化）について、すでに先生は『臨床教育論』で次のような鋭い指摘をされている。

「たとえばひとつの看護理論を学習すると、……中略……もはやほかの理論の入り込む余地がなくなる。その理論は科学的知識の体系というより、むしろ教条化してしまう。いわゆる批判力がないからである。なぜそうなのか。批判力とは想像力をも駆使して対立仮説を立て、それを論理によって証明する能力であり、またそれが可能だという見通しでもある。そういう力がないと、たまたま与えられるものにすっかり依存してしまうしかない。……中略……ひどい場合は看護教師がそういう状態に陥る。その結果、おそろしく想像力を欠いた看護婦を育ててしまうことになりかねない」（56頁）

臨床での大学生の実習というのは、行動を起こして考える、考えて行動を起こすという往復運動をきちんとやらせないとダメなのよ［＊7］。そうしないと、現場をきちっと見る目というのは育たなくなってしまうのね。だから、そういう意味でも、教室に相当するような設備が各病棟にないと無理です。学生がものを書く場所もないなんていうのは論外なのよ。

――それはいまだに変わらないところがあります。実習先によってもだいぶ違いますが、なかには立って書くしかないとか、ナースが使っているテーブルが空いていても使わせてくれないとか、それこそあっちへ行っては押され、こっちへ行っては何か言われで、学生の居場所もないということもあります。

中西　そんなことも依然として変わっていないの⁉　驚きね。ますます看護理論などとは縁遠い学習環境ではないですか。

――そういう環境に疑問をもたなければ、よくても「何かしながら考えなさい」で、そのうち「考えている暇があったら何かしなさい」になってしまうわけです。

看護理論の盛衰は発達論的である

――ところで、看護学概論というのは、もう少し考え直さないといけない問題ではないですか。概論の一番最初に、看護以前の看護のエッセンスにつながる考え方、つまり哲学を位置づける必要があると思いますがダメですか。

中西　ダメです（笑）。

――たとえば、概論の冒頭に、個人の生の尊重という意味での平和主義、あるいは裏返せば反戦思想のようなものを基礎に据えて、そこから看護という「木」を育てるというあり方などはどうでしょうか。

中西　いや、フィロソフィー（哲学）はあまり多弁に語らないほうがいいと思う。医学の場合、医学概論は一つの講座をなすだけの重みはないし、それ自体が発達するというより、さま

＊6、7：ここで述べられているのは、まず実習施設における学習環境の貧しさであるが、それが実習のあり方とも密接に関係していることが指摘されている。確かに、看護学生が実習病棟で、座れる椅子を一つ確保できることがいかにたいへんか、というのは身につまされる現実である。これに対し、患者へのケアや関わりでそれどころではないでしょう、という発想は、あまりに短絡的に過ぎると思う。

「学問的な知識の無理な実践を押しつけている」の意には、おそらくそういう現場的な対応や正解を早急に求めて、学生を引っぱり過ぎている教育の貧困への批判が込められている。また、「行動を起こして考える。考えて行動を起こす」には、基本的に、学生自らが意図し体験するものを支持し、その往復過程で生まれるであろう成長への期待が込められており、先生の「教え込み過ぎない」教育の一端が表現されていると思う。

ざまに専門分化した医学知識や技術そのものが発達しているだけなのよ。

そこで、看護のほうがいくらそういう哲学を深化させようとしても、論理的な未成熟というハンデのなかでは、むなしい努力だと思う。概論というのはある種抽象の世界だから、抽象能力が乏しい人にいくら言葉を重ねて理解を呼び覚まそうとしても難しい。

――たいへん抽象的で精緻な構築物とされるさまざまな看護理論ですが、それらを科学としての看護の重要な基盤とするのはある程度わかります。しかし、概論全体を支えうるものとは、なかなか思えないんですよ。

中西　そう思えないし、看護理論は学問の世界に看護が入っていって、最初にやった仕事じゃないですか。けれど、もう大理論の時代は去ったと私は思っている[＊8]。というのも、大理論が必要な時期というのは、「看護とは一体どういう学問なのか」「学問だと言っているけれども、少しも見えてこない」「もしも実体があるなら出してみなさい」などと言われて、応急的に出したのが「看護の定義」ね。そして定義ができたから、その次は理論というわけなのよ。

いま大理論と呼ばれるものは十何種類あるけれど、新たな理論の生産性は落ちてきているでしょう。看護が大学という世界に一応受け止めてもらえたいまとなっては、それでいいのよ。研究費も、低いかもしれないけれど、とりあえずは看護の取り分を手にすることができて、一応の「出発」を誰もが認める形で成立したわけだから。抽象的な理論に関わっている時間があったら、もっと実践に近いレベルの研究をしたほうが研究費もとりやすいのよ。だから、そんなに大理論に悩まされなくてもいいと思うの。

——ただ、今日の看護学というのは、いまだそういうものを一番の拠りどころにし、ともかくもそれが看護学の本質的な枠組みであるという意識がすごく強いですよね。

中西　それはなにももたない人が、素手では勝負ができないからという理由で、道具として使っているだけの話だと思うのよ。理論の経典化と同じことね。

看護理論の位置づけは発達論です。看護が学問として発達していくうえで、とりあえずアイデンティティを確立するために必要だったということです［＊9］。

——しかし、その後の看護はどういう意味で発達してきているのでしょうか？　看護理論や

＊8、9：＊4、5で提起された看護（大）理論の歴史的・発達論的な位置づけにおいて、それがいわば看護学の「学」としての根拠提示や防衛手段として、必須だったことが述べられている。それは、遠い異国（米国）の看護学発達史に留まるわけではなく、わが国で4年制の看護系大学や看護学科などが開設されるようになった当時、同様な厳しい状況があったことを、先生はしばしば語られている。医学を始めとする伝統的学問が、いかに看護学を疎外的に「扱ったか」という怨念めいた話だが。そういうなかでは、大理論も使いようによっては自衛の具になりうるということなのである。しかし、先生の発達論的な捉え返しの意味とは、自衛の具ないしは学問的「殻」も、その時を過ぎれば脱皮を必要とするものに過ぎないということなのだろう。

看護教育自体を批判的に相対化するような論理を生み出すことはなかったように思えます。そういう閉塞的な自己肯定が続いていて、理論だってあと百年たっても同じかもしれませんよ。

中西　私はそこまでペシミスティックではないですよ（笑）。

――けれど、そんなことにもなりかねないから、もっと好きなことがやれるようなナースを増やしていかなければダメだとおっしゃるのでしょう？

現実には患者がナースに適応している

中西　関係があるかないかよくわからないけれど、看護理論のなかに「患者の切迫したニーズに応えるのが看護」だなんていう大義名分があるじゃないですか。ただ私が、自分で患者をやってみてわかったのは、患者の側がナースないしは看護に適応するんですよ［＊10］。だから、看護に対する患者側の適応という観点が、いまの看護学には絶対に抜けているの。

元気なときには50ものニーズがあったとしても、病気になれば自分でできないことがたくさん出てくる。けれど、そのできないニーズを全部ナースにやってもらえるかといったら、やってもらえないわけね。そうすると、諦めるというわけでなく自己選別しているんですよ。最低限、これとこれはやってもらわなきゃたまらない、という思いのなかで、自分で自分のニーズを削り落としていくわけ。

にもかかわらず、そういう視点が看護のなかに全然ない。だから、ナースたちのやっているケアというのは、1人ひとりの患者の真のニーズ全体からみたら、ほんの数%に過ぎないわけね。

――臨床にいた頃そんなふうに考えてみたことはないです。

*10、11：第2章で先生は「看護教師論」の必要を説かれていた。看護教育論はあるのに、その当事者である看護教師の姿が描けていないことへの危惧であった。

同様な意味で、看護の対象としての患者理解は常に問われるのに、患者側から（看護を）みた患者自身の世界が問われることは少ない。もちろん、看護による「患者理解」とはすなわち患者そのものの理解ではないか、と言われそうだが、看護アセスメントにおいてはあくまで対象理解であって、患者自身の視点を前提としているとまでは言えない。

ゆえに先生は、当事者論としての、患者側からの視点による「看護適応論」なるものの必要性を説かれている。いくらもっともらしく、看護が患者のニーズを把握するなどといっても、そんなことは実はできないのだという、ある意味当然の指摘である。看護が捉えようとしている対象とは、その時点で、すでに看護との相互作用のなかで自ら変貌してしまっている何か（ニーズ）に過ぎない。ナースが、そういうダイナミックなリアリズムを意に介さないとしたら、果たしてどうなるのか。

実は、それでも患者自身は困るわけではない（むしろ知られたくもないニーズもある）、という、これもまた十分にシニカルでリアリスティックな指摘となっている。

中西　だから、患者による看護適応論みたいなものが必要になってくると思う。だけど患者は自分のニーズを自ら選別するからといって、そのためにすごく不幸になるわけでもないのよ［＊11］。

――なるほど。ナースに勝手に選別されるよりはましかもしれない。看護は患者との相互関係のなかで、実はずいぶんダイナミックにいろいろなものに直面したり、迷ったり、思い違いもしているはずなのに、そういう生きたプロセスをなかなか捉えきれていないところがありますね。

中西　**それが、私の著書の副題でいうと「体験からことばへ」の目指すものになっていたわけだけれど。**

――日常の臨床では、そういうものをことばに換えて携えて戻ってくるということがなかなかできない。それを妨げる何かがあるのでしょうか。

中西　**看護は患者に十分なケアを与えるキャパシティをもっているという錯覚や幻想を、すでに刷り込まれてしまっていると思うのね**［＊12］。

――それは、学問とは何か、という話と関連するかもしれませんが、日々のケアに対して疑問が出てきたり、わからなくなったりというような、そういう曖昧さを、看護は意識的に防衛してしまう傾向がある。

中西　**そうね。ナースはできるはずもない完璧さを求めているから、足らざる部分が出てくる**

ことを、どうしても許せなくなっているのではないかな。

――もう一つは、先生がよくおっしゃるように、看護は理論家の努力のおかげで言葉を定義し過ぎているし、理論化を急ぎ過ぎて、ナースがものを考えなくなってしまうということにも関連しますね。

中西　いや、理論化はある種の概念ゲームだから、やっていればいいと思うの。ただ、いつもの完璧癖が働いて、生み出されたものに対するクリティシズムが働かないから、全部いきなり教育の場に取り込もうとするでしょう。

それで、取り込むところまではやるけれど、そのあとフォローしないから、母屋のほうではとっくの昔に使わなくなっているのに、離れのほうで必死になって守っているということが起こるのね［*13］。

*12：ナースは、患者の真のニーズを把握できるし、またできなければならない、という看護の原則に過剰なまでに忠実であろうとする。その結果、ナース（あるいは看護）は専門職としてのある種の万能感さえ抱かざるをえなくなり、かえって等身大の限界ある自己を見失うのかもしれない。

研究は方法論的な厳格さにこだわらず歴史事象のレポートでもいい

中西　私はいままでのように方法論的に厳格な研究にこだわらず、歴史のレポートでもいいと思っているの［＊14］。あるいはジャーナリズム。いま起きている何かをテーマに選んで、それを自分で調べて詳細なレポートを書いたら、それを研究と同等の労作と見なすとしてもいいかもしれない。

下手に研究という形にはめようとするから、概念とは何か、研究とは何か、科学とは何かという基本的な理解もないままに、ただ形式的な操作にあけくれてしまう。質的研究にしてもそうだと思うけれど。まだジャーナリズム的な方法論のほうが、取っつきやすいし自然に入りやすいのではと思ってみたりもする。

――先生がこだわられているリアリズムという問題と、それはつながっているように思えます。現実に存在している事実というものに、どうやって斬り込んでいくのかということですね。

ただし、いまの研究というものがもっている方法論では、事実そのものにさえ、なかなか近づけないし行き着けないと思います。

中西　形式化を急ぎ過ぎているし、さらに方法を広げるのであれば、それに応じて、評価の基準も同じレベルで広げていけばいいと思うのよ。方法だけ広げておいて、旧来の基準で評価しようとするから、無理がくると思う［＊15］。

——その結果、研究の枠組みそのものも矮小化してしまい、判で押したようなものになって

＊13：ここでも、看護理論そのものを問題視しているわけではないのだが、それを受けとめ教育する側の問題までセットで問題視している、といったほうがよい。その全体を称して、ここでは「概念ゲーム」となっている。まるでウィトゲンシュタインの「言語ゲーム」を思わせるが、この「概念ゲーム」では、そうした哲学的自覚などに無縁なところがまさに問題となるのだろう。

＊14：学部生の看護研究を指導していて常々思うのは、思いついたかのようなテーマの浅さはともかく、それをすぐに、アンケートやインタビューで調べたいという学生の多いことである。「それこそ研究」という思い込みが、学生のみならず教員にもなぜか強い。問題は現場にあるのだから、現場の人間に聞けばわかるという発想だろうが、逆に言えば、それでは、現場がわからない程度にしかわからない、ことにもなる。
おそらく根強いのは、学会誌の研究論文をお手本とする研究形式主義とも言えるものであり、まさに先生が指摘される「方法論的に厳格な研究」ということであろう。研究の対象を、現場の「いまここにあるもの」としてアンケートをすることもいいが、一方でそれらは「いまここ」から唐突に生じた事実や現実などではない。現場に突き出た多くの問題は、歴史的、文化・社会的な背景とその根を深く共有しつつ存在している。だからこそ、表層的な現場調査やステレオタイプで厳格な研究方法に飛びつく前に、それらを生んだ歴史をたどり、文化・社会的な背景をもたどる歴史的・ジャーナリズム的な方法論を試みてはどうか、というきわめて重要な問題提起をされている。

しまっている。

中西　そう、だから私は近頃考えたことがあるの。「ひな祭り」を世界に売りつけるにはどうしたらいいかって（笑）[＊16]。

——ええ？　それはどういうことなんですか？

中西　日本はビジネスが行き詰まっているし、そのくせ、お祭りごとも外国から輸入して日本人は満足している。だから私は、「おひな様」は国際市場に出せるんじゃないかと思ったわけ。だけど、売るには定番の食事がついていないとダメなのよ。それも伊勢海老とか見るからにご馳走を一品。雛《ひな》あられとか菱餅みたいに楚々としたものはダメね。それに音楽も、若者向けに編曲して、御殿もつけて。だから料理とひな壇一式と、それから音楽、それらを取り揃えて売るのよ。誰か買わないかな、このアイデア（笑）。

——なんでまた、先生、そんなことを考えついたんですか。

中西　いや、暇にまかせて（笑）。

——先生らしい遊び心ですね。

中西　だって、日本は外国から文化を入れる一方じゃない？　それでビジネスはどん詰まりだなんて嘆いているわけでしょう。モノは要らないのよ。やはり売るのだったら、文化を売らなきゃ。

――看護の研究の話から思わぬところにきてしまいましたが、そういうところが先生の自由さですね。海外依存の看護学のあり方に対して何か違うのではないかと、そういう先生の心意気みたいものも感じます。

中西　**既成の枠にはまらずに自由に考えるということ自体が、すでにリアリズムでありうるということであり、それはつまり看護学の現状の貧しさを表わしているのよ。**

＊15：近年の看護研究方法論の広がりは、質的研究法なども含め多様なものがある。それらは、従来からの量的研究などに比較され、論証の弱さや普遍性への疑義など、多くの批判もなされている。先生はこうした状況をふまえつつ、形式化され厳格化されがちな研究方法への評価のあり方について、より包括的な視点の重要性を指摘されていると思う。

＊16：看護における研究や科学なるものが、ますます形ばかりのものになり、「まとっているだけ」のものとしないために、先生はあえて、リアリズムともファンタジーともしれない「ひな祭りの輸出」などという、かなり突飛な話をされているようにも思う。

第7章

研究の結果そのものには期待していない

大学院では研究者の「作法」を身につけるべき

中西　私は、特に修士課程の学生には、「あなた方がこれから研究の初歩から学び始めようというときに、論文の学術的な価値を期待する人はほとんどいません」ということを言います。「いまからインスタントで優れた研究者になれるなんてことを期待しているわけではありません」[*1]と。ただし、大学院というアカデミックな世界に足を踏み入れて学ぶ以上は、たとえば資料をつくるにしても、誰が何月何日につくって、何に関するどんな構成の資料であるのかが、きちんと他者にわかることを期待したい、とは言います。

また、発表会場でのプレゼンテーションが、いつどこで終わるかもわからないような、下を向いたまま口だけ動かすようなものでなく、人に伝わってほしいという、あなたの期待が前面に出てくるような発表をしなさいとか。ゼミナールは、テーブルが小さくて椅子が少なくてもパブリックな場所なのだから、発言のあり方や振る舞いなど、いわば作法のレベルから期待されていますよ、とは言っています[*2]。

――けれど先生のお作法というのは、型どおりの行儀作法ではなくて、学問というものが方法を伴った批判的行為であるという、そういうエッセンスにたどり着かせようとするファシリテートなのですね。

中西　そんなふうにわかってくれれば、何度も言う必要もないけれど。

――先生は日頃、どちらかというとネガティヴに、「看護基礎教育とは、結局はノウハウ教育である」とか、先ほども「大学院生、特に修士の学生の研究論文に期待なんかしていない」などとおっしゃいます。けれどそれは、ほんとうに「期待していない」のではなくて、中身のない、空虚な形式など期待していない、ということでいいのでしょうか。

中西　そういうことです。

――たとえば、学術的、学問的、科学的等々いろいろな言い方はあっても、その結果、形ばかりとなりがちなものに期待してはいない。けれど、そういうものの始まりにあるべき基本にきちんと戻って、何度も丹念に確認し積み重ねなさいということですね。

中西　**それを私なりの表現にすると、「（手抜きのある仕事には）期待していない」ということになったりするのだけれど。**

また別の表現もあって、研究者なら研究者に必要最低限の、メリハリの利いた思考法や言動は身につけるべきだと思っている。それがゴールだと私は思っているし、大学院生たちにも

＊1：この発言は、ある意味当然のことと言えるが、あえてダメを押すような発言の意図はどこにあるのだろう。その主な理由は、やはり「リアリズム」ではないだろうか。「研究」というと、学生によっては、高度に抽象化され論理化された別世界と思い込んでいる場合（フシ）がある。そういう学生に対して、「そんなことは期待していない」と伝えることは、少なくとも最初の思い込みや幻想から学生を解放し、事実やそのディテールの積み重ねから始めようとする、つまり「リアリズム」に立ち戻らせる力があると思われる。

＊2：先生の研究への「期待」とは、実はもっと日常的な研究のプロセスとしてあることがわかる。テーブルを囲んだ場をパブリックな場と述べられているのは、研究や学問そのものがパブリックな目的や機能をもつことを暗示しつつ、だからこそ、日常的なゼミナールでの発言や振る舞いのあり方のなかに、研究や学問的なるものへとつながる、より重要な要素があることが強調されている。

言っています[＊3]。「あなた方は、論文と称するものを出さなくてはいけないから、それに向かって、とにかく自分の計画を立てておやりなさい。それは必要不可欠な学問的修業です。けれど私は、そういう初歩的な修業から研究的に価値があるものは生まれてこないと思っている」[＊4]と。

――いやあ、そういうふうに言われると、かえって学生は気が楽になるかもしれませんね。非常に過剰な期待をかけつつ指導している教員は山ほどおりますから。

中西　教員もわかっていない。目的と手段の区別がつかないのだと思う。研究なるものの目的や方法についての真贋というか、その本物と偽物への考察ができていないと思うの。

――学部学生の卒業研究でも状況は似ています。研究というと、ともかくも現場にフィールドワークに行って、インタビューやアンケートでデータを取り、それこそフルコースでまとめるもの、という流儀の教員もかなりいます。

ただし学生というのは、当然ながら、研究への動機づけもたいへん曖昧で、レビュー一つとってもなかなか容易でない。そんな状況で、ごく短期間でフルコースをやって、何か得るものなどあるのだろうかと思えてなりません。

中西　いや、個人にも子どもから大人へと成長・発達のプロセスがあるように、看護集団にも、大きくみるとそういうプロセスがあるのよ。

私も、学部学生に研究の方法論をきちんと教えなければと思っていた時期があります。しかし、私がアメリカから帰国した一九八四年頃には、もうアメリカの看護学部では、「学部学生に研究させるなどありえない」という時代に変わっていたわけです。もしも、エクササイズとしてデータ整理や分析をやらせるのだったら、教員がすでにとったデータのセットを学生に与えて、ワークブックのように分析だけをさせるわけです。だから、学生をフィールドに送るなんていうことは考えられないということになっていた。日本では、依然そういう認識がないままなのね。

――研究とはかくあるべしという意識のなかで、実に短期間でやろうという傾向があります。けれど、学生の現状はといえば、言語表現とかその論理的構成とかいう、研究の入り口のところでまず挫折しているわけです。そこから始めなくてはいけない。

中西　それを考えると、研究方法以前の概念の分析や整理といった問題を指導していかなくて

＊3、4：＊1、2では研究プロセス自体の重要性を指摘されているが、ここではさらに、大学院生のゴールについて述べられている。普通なら、「それなりのレベルの論文完成を目指しましょう」となるに違いないが、ここでも先生は、思考法や言動などの「作法」をあげている。それらの反語的表現が＊4である。このかなり強い表現には、続く発言の「教員もわかっていない」などにみられるように、大学院における学生指導のあり方への本質的な疑義もあると思われる。

はいけないわけね［＊5］。

――そうです。そして、それがある程度できたとしても、次に来るのが研究テーマの問題です。看護のリアリティのなんたるかもわからないなかでは、原理的に生まれようがないわけです。あったとしても、思いつきに過ぎない。そんな状況では、先生が言われるように、研究以前の研究的プロセス、いわば作法をしっかり共有していくほかないのですが。

研究が実践を引っ張るとは思えない

――たとえば同じ学部のなかで、看護学科が理学療法学科や作業療法学科などいくつかの学科と同居していると、それぞれの学問的特徴の違いから、互いに「なんですか、この研究は?」ということになりがちです。そういうところから、看護とはいったいどんな学問なのかと問われることもあるように思いますが、どうでしょうか。

中西　それこそまた厚化粧したくなるから、看護とはどういう学問なのか、などと改めて抽象的に語ることは、私には楽しくないのね［＊6］。

それに基本的には、看護の研究がどれほど活発になっても、実践がそれによって引っ張られるという状況が起きるのは、ずいぶんあとの話になると思う［＊7］。ちょうどいまの教育の「体

＊5：研究方法以前の問題には、さまざまなレベルが考えられるが、「事実を知る」、あるいは「存在した事実を記述する」という一次データレベルの認知の問題は、研究方法の基底的な問題ともいえる。これに関して先生は、すでに『臨床教育論』で、以下のような興味深い議論を展開している。

「……いずれにせよ、看護においては観察された事実の完全性（ありのまま）は早晩放棄されている。観察された事実は、観察者の志向の総体ともいうべきもので、そうである以上、それらを志向させる見る目のよって立っている前提それ自体が検討されなければならない。すなわち、見えなかったもの（事実またはその部分）が明らかにされねばならない。……看護において事実をとらえる能力とは、そのときそこでとらえきれなかった事実をそのつど思考できる能力である。……看護における事実とは、そこでは捉え得なかったもろもろの事実が推論されたとき、はじめて現象を語る〝事実〟としての位置なり側面なりが明らかにされる、そういう性格から逃れられない」（37～38頁）

これは、看護実践の尖鋭な認識論ともいうべきものである。見えるものとは見えたものに過ぎない。ならば事実とは何か。本来、研究を行う以上、どこかでこの種の問いを自らのものとしておかなければ、得られた「事実」や「結果」なるものへの理解は、自ずと皮相なものにならざるをえない。これもまた、研究へのれっきとした「作法」であることは間違いない。

＊6：看護研究とはいかなるものか考えるために、ただちに「看護とは何か」を問うべし、にはならないということを、先生は「楽しくない」と言われている。むしろ、そういう形式的で一見もっともらしい思考法こそが、看護研究を（もっといえば看護を）「厚化粧」させてきた原因かもしれないと示唆されている（「厚化粧」については第2章参照）。これは、第6章の看護の過定義や大理論の経典化の議論ともおそらく重なる。

罰はやめましょう」のように。あれなども、いま頃になって、そんなことを教育委員会のレベル、あるいは国家のレベルで申し合わせをしなくてはいけないほどに、教育界というのは貧しかったのかということになるでしょう。

とはいえ、教育の世界も看護の世界も同様に「実践」を抱えているわけです。実践というのは、研究者たちがいくら宇宙遊泳みたいに自分の立ち位置を浮上させて飾り立てようとしても、研究とは絶対に離れているというか、距離があると思うんですよ。

だから、「実践と研究」とよく言うし、研究のテキストには、「実践が研究の問題を提起し、研究者の行う研究が実践を引っ張る」などと言うでしょう。しかし、そんなふうに研究が実践を引っ張るなんていう状況は、そう簡単に起こるはずがない。起こるとすれば、せいぜい問題解決のレベルなんですよ。その場、その職域、その病院、あるいはその地域に限定して、ではこうしていきましょうという申し合わせみたいなものね[＊8]。だから、全国レベルや普遍的なものにはなかなかならない。医療機関もナースの質にしてもあまりに多様だから、その最大公約数を見つけるのは容易ではないのに、看護研究ではそれを見つけようと懸命になっている。

けれど、それは原理的に言って難しいと私は思う。だから、むしろ芸術家が、それぞれ試みてきたことのディテールを真剣に描きながら自らの芸術観を表現していくように、看護においても、実践的な経験をある程度一貫した言説として表現できる人が増えてくると、それだけでも看護の質は上がっていくと思うのね［＊9］。

──「研究は実践を引っ張ることはできない」に関連したお話は、『方法としての看護過程』にもあって、「……現実がそんな単純な原理や概念で説明されるはずがないではないか。実際にはもっと複雑なので、モデル化に対する並々ならぬ抵抗感が自分のなかにある」（117頁）と書かれています。だから先生の「できない」は、単に研究の無力を言うのではなくて、看護という実践がもっている複雑さを記述したり研究したりすることの困難を表現されている。

＊7、8：研究と実践との関係・相互作用に関わる問題だが、先生はこれについても懐疑的である。＊7での指摘は主に、研究の成果が実践的な現実に影響を与えうるまでの「時間差」である。たとえば、よりよいケアが開発されたとしても、現場が受け入れる（かどうかもわからないが）までには時間を要するということである。しかし、＊8のように、研究と実践に関わる「時間差」の問題は、より実質的な「因果論的」なレベルにおいてより困難なものとして捉えられている。つまり、「研究が実践を引っ張るなんてことは簡単には起こらない」となる。
　ただし、ここでも先生は、全面的にそうだと言われているのではなく、「最大公約数的な」一般論としての研究的成果の限界とその現場的実現の困難が主たる論点である。それは結局、看護学が対象とするものが基本的には人間であり、それに関わる社会的・文化的・歴史的な事象であるがゆえに、局所的・属性限定的な議論や結論にならざるをえないという認識が前提となっているからであろう。したがって、そういう意味でも「研究の結果そのものには期待しない」という反語的・限界認識的な研究観が、先生のなかに成立しているように思われる。

中西　そう、どこで腹を据えるか、という話になると思うんですよ。ほんとうにできるというのなら、そんなうれしいことはないのよ。けれど、現実にはそんなに単純であるはずがない。

これに似た哀れなケースが、昨今の学校でのいじめであり体罰の問題なのね。戦後70年近くもたって、調査をすればいまだにあれだけ出てくるのでしょう。小学校、中学校、高校の基礎教育は、ある種閉鎖的な世界ではあるけれど、看護も似たようなものです。

――そうですね。教育界において、いじめや体罰が現実にはずっと存在していて、かなりのリアリティをもっていたはずなのに、いまさらのように問題とされる。看護が自らの現実をなかなか知りえないのと同じで、構造としては似通っていますね。現実をよく理解していないというか、表現しえていない。

中西　とは言っても、教育の畑のほうが、少なくとも学問的には看護よりも先を行っていたはずでしょう？　だけど、マスコミの扱い方をみると、研究のことなんか一言も言わないのよ。ということは、教育界には、いじめや体罰に関する研究なんてなかったか、もともとタブーだったのかもしれない。

――もしそうだとしたらたいへんなことですが。ただ、教育内容に関する原理や方法論などの研究は山ほどあっても、看護教育と同様に、教育者自身についての研究が抜けているのかもしれません。

中西　それはやはりアプローチが一番難しいからだと思うんです。だから、そのアプローチとして、たとえば芸術家がよくするように、自分の仕事に打ち込みながら、同時に自分自身をできるだけ客観的に捉えて物語り表現していく[＊10]。そういう人材が1人でも2人でも多く出てくれば、看護研究への間口が少しずつ広がっていくのではないかと思うのね。

＊9、10：「看護研究」の特性や限界を踏まえたなら、果たしてどのような研究を目指すべきなのか。先生の答えの一つが、「実践的な経験をある程度一貫した言説として表現すること」になる。しかもここで芸術家の例を挙げて、その自己表現のあり方を参照するように勧めている。そうすれば「それだけでも看護の質は上がってくると思う」と述べられている。
「芸術家」というと、「科学である看護」とはかなり異質に思えるが、文意から明らかのように、アートや芸術作品そのものの意味ではなく、その根底にある、現実への真摯かつ透徹した視力や表現のあり方（リアリズム）に立ち戻ることの必要であろう。「それだけでも」と先生は主張されるが、現在の看護研究の現状からすれば、いかにも敷居の高い困難なものと言えるかもしれない。そして、すでに第6章で、「方法論的に厳格な研究にこだわらず歴史事象のレポートでもいい」と、歴史的・ジャーナリズム的なアプローチを勧めてもいる。

現場で怒りを感じることはないのか?

中西　ちょっと違う観点の話になるかもしれないけれど、私が担当する大学院生で看護師長をやっている人がいたのね。病院の引っ越しを予定しているという彼女の話を聞いていて、私もフッとひらめいて、研究テーマを決めるときに、「病院の引っ越しということにしたらどう?」とアドバイスしてみたんですよ。

病院の引っ越しというのはすごく新しいテーマだし、文献がないんですよ。報告レポートはあるけれども、少なくとも看護では研究的にアプローチした文献はない。そのなかで看護部がどういう役割を果たしているのかという論点なんて、どこにも何もないのね。それで、自分自身の経験とともに、引っ越しを経験した人の話を院生自身が聞いてみるということになり、病院引っ越し経験者にインタビューをした。

そうしたら、引っ越しのマスタープランは業者委託となることや、病院長は形式的な采配のみで、実質的には事務部門が担うことなど、いくつかわかったことがあります。そして、事務部門は看護には関与しない代わりに、看護だけがやたらと多くの問題を抱えた特別の領域になってしまう。そこで誰が動くのかといったら、看護部長と看護師長なわけです。しかも彼らは、看護関係の問題にだけ対処しているのではなくて、病院の診療部門を中心にありとあらゆる問題が回されてくる。それを看護部長と看護師長たちがさばいていくのだけれど、それが第三者的に見てもたいへん見事なんですよ。

ただし本人たちは、それが仕事だと思っているから気にも留めていない。ましてや記録にとどめようなんて意識もないし、価値ある情報だという認識ももちろんないわけです。そういうなか、これだけの大事業をさほどの計画もなしに、その都度起きてくる問題に状況適応的に対処しながら実行している。その現場的な能力というのは、ほんとうに卓越している。それこそ言語化しデータ化しておく研究的価値があるわけです[*11]。そうしておけば、病院のなかでの看護部門の位置づけも、自ずと変わってくるはずと私は思っていた。

しかし、その学生が、ほかの看護教員から「あなた、どういう研究テーマをやっているの?」と聞かれて、「病院の引っ越しです」と答えたら、「あらまあ、病院の引っ越しなんて、日通にまかせておけばいいのに」と言われたという話なの(笑)。

これだけ抱え込んでいても、「引っ越しなら日通」になってしまうわけ[*12]。

——すでにご指摘のように、現場で苦労しているナースに対して、「何か困っていること、怒りを感じることはないの?」と尋ねても、「ありません」となってしまう世界と似ていますね[*13]。

中西　そのままかもしれない。おそらく、病院という組織ではいろいろなところから抑圧する力が働くんだと思う。それと同時に、ナース自身、自我の統合性というか、自我そのものの脆弱さがどこかに根深くある。

　自我というのは適応と同時に、何かをはねのけるような強さをもつものね。ただし、はねのけるにはそれなりのエネルギーがいるから、やはりなんらかのサポートを必要としているのよ。けれど、そういうサポートができるようなリーダーが育っていないというのが現状でしょう［＊14］。

ノウハウとしての研究が増えている

中西　看護の文化というのは、でき上がってしまうとなじみのものだけを大事にして異質なものを排除するのね。しかも基本的には、論理的な筋道をたどりながら、物事を組み立てたり壊したりする学問的な研究などとは異なる精神文化をもっている集団だから、どうしても自分たちが受けた教育に先祖返りして、ノウハウとしての研究に取り組もうとする人たちが増えるのだと思う［＊15］。

　それにもう一つは、一般に言語感覚が発達しているか否かの問題も関係してきます。これ

＊11〜13：大学院生の論文テーマに「病院の引っ越し」というのは、専門用語の羅列のようなテーマに比べれば、いかほどか「威圧感」には欠ける。しかし、先生の専門領域の看護管理学という視点からみれば、組織全体の「引っ越し」とは、ごく現実的でありながらある種の非日常性や撹乱性を伴う特異的な出来事でもある。だからこそ、そのようなときに初めて、組織に潜在していた特有の関係性や機能が表面化し明らかになることが期待できる、と考えられたのだろう。

そういう現実に対して、驚きや好奇心をもって着眼し、研究や問いの対象と見なせるかどうかが、まずは問われるべきだが、現に看護管理者である大学院生には、その意識もみられない。そして、教員に至っても、＊12の「引っ越しなら日通」という浅薄なキャッチフレーズ・レベルから逃れられない。それはなぜなのか。

現実というものが、常にある程度予定調和的に「対処可能であるべき」という発想に支配されている目には、現実とはほとんど自明に存在するものとして映らざるをえない。実際、看護実務や看護教育の過剰なまでに細密な計画性やマニュアル化は、こうした特性の延長線上にあるようにも思われる。このように「構造化された現実」のなかでは、個人の不確実で活きた反応や葛藤として事実を捉え、それをたとえば「怒り」として感じることなど、まったく至難の技となるだろう。

＊14：＊13のような現状で、いったい何が、あるいは誰が、どのように変わればよいのだろうか。先生は、そういう現実をはねのけようとする個人を、とはただちに言わず、その個人をつぶすことなく支援できるリーダーを、と言われている。ということは、個人が本来有するはずのものを、いかに奪わずにつぶさずに「まもる」のか、が先生の基本的な教育的姿勢ということにもなる。

＊15：看護に内在する「異なる精神文化」とは、これまでの先生の語彙でいえば、たとえば秩序や規律を重んじ、権利よりも義務を、そして「ことば」よりもパタン的思考に偏りがちな傾向ということになろうか。確かに、こうした心性がいまだ根深いなら、ノウハウというレベルに留まることは想像に難くない。

は、研究の過程では厳しくチェックされますが、何も研究だけの話ではありません。自分たちがいまやっている活動がほんとうに学問的な活動なのかどうか。研究方法ということでは、一定の順序に沿っていても、指導教員の指示どおりで次はこれとこれをやりなさい、みたいなことだったら、それは学問でもなんでもないでしょう。

だから、そういうときには、研究の方法としてはありうるかもしれないけれど、「それは学問でもなんでもないし、大学院で学ぶ意味もあまり考えず、ただそういう作業に従事したいと言うのなら、私はおつき合いはします。だけど研究の結果に対して誰も期待していません」と、はっきり言うことにしている（笑）。

——確かに先生は、本気でそう思っておっしゃっているのだと思いますが、「誰も期待していない」という言い方は、いわば反語的に「学問とは何か」を学生に突きつけているような気もします。

中西　そう受け取られることを願ってはいます。

——つまり、学問というのは、問題意識も何もわからないまま入っていって、オートメーションで出てくるようなものではない。自分の問いもわからずして、何が学問なの、というお話ですね。

中西　そういう効果が少しでも出てくるのであれば、私もやりがいがあるわけだけど。

――先生のそういう過激なというか、ぼくに言わせれば非常に妥当な発言は（笑）、絶対に何かを喚起させるはずだと思うんですよ。少しでも響く人や気づく人が必ずいると思うんです。だけど、そういうものもなしに、ただ「ようこそいらっしゃいました」では、大学院の教員としてどうだろうかと逆に思えてしまいます。

他人の顔を見ずに自分の頭のなかを見なさい

――先生の学問観の特徴というのは、自己言及的・自覚的なところですね。たとえば、『臨床教育論』には、「彼女は、一つひとつの技術を自ら問えるような探究者として存在しなければならない。学習者がそこから学ぶものは、常に自らの看護を問うていく姿である」（293頁）という記述もあって共感を覚えます。

中西　それともう一つは、学問の林をくぐり抜けた人間が自ずと身につけるマナーみたいなものがあるでしょう。たとえば、わからないことがあったら文献を調べてみるとか、教えてもらった人にはきちんとお礼を言うとか、学問的な活動をすることによって身についてくる部分こそ重要で、でき上がってくる論文のほうは、「通行証」みたいなものだと思っています［＊16］。だからゼミナールも、まさにそういう能力を磨く機会だけれど、一斉に黙りこむなんてことがよくあるわけよ。ノー・アイデアだから「先生！　何か言ってくださいよ」という表情で私を見るけれど、私はすかさず言うの、「あなた方ね、私の顔を見るんじゃありません」と。「私の顔を見ないで自分の頭のなかを見なさい」[＊17]なの。

――なるほど。先生は「学術的な思考回路というのは、別のものを新たに築くという作業なんだ」ということもおっしゃっていました。

中西　ノウハウ回路の人にとっては、一つひとつの実践的な技術なり技巧がいかにうまくいくかが重要で、それがどうつながっていて、どう発展するかなんていう論理的な説明にはほとんど関心がないのよ。

――だからこそ、先ほどの「論文という結果はただの通行証で、そのプロセスで得るものこそ大事なんだ」ということになるのですね。でも、先生のハードなゼミでずいぶん成長していった学生がたくさんいるのではないですか。

中西　確かに「痛い、痛い」とか言いながらも（笑）、知的にたくましくはなるようね。

＊16：もしも研究のあり方がノウハウというものに偏るなら、それを乗り越えるには、まずそのことに自覚的であるしかない。そのために必要なのは、(繰り返し述べられているが) 論文を仕上げることそのものではなく、そのプロセスの「密度」にこだわること、になる。

＊17：これは先生の格言の一つ「他人の頭を使わないで、自分の頭を使いなさい」の変形バージョンと言える。ここでは、「頭を使う」という自律的行為を、「自分 (の頭のなか) を見る」または「他人 (＝先生) の顔を見るな」という、これもまた先生独特な表現へと置きかえられている。

第8章

目覚めた人がものを言う態勢をどうつくるか

1人だったらそのくだらない役割をおやりなさい

——ナースの自我という問題がありましたが、そういう意味では、ナースは集団的な思考に慣れきっている、という言い方も先生はされていました。そのなかで個人が現実とほんとうに向き合って、リアリズムに徹して、そこからの問題提起ができないということでした。

中西　できないねぇ。現実というのは、その個人個人に見えている範囲の現実でしかないでしょう。だから「引っ越しなら日通」（第7章）というステレオタイプな認識になってしまう（笑）。

——そういうことを考えると、また話が戻ってしまいますが、ナースの基礎を生み出しているのは看護教育なのだから、これをもっと刷新していかないと、生意気なナースあるいは自我の成長というのは望めないということになりますね。

中西　だけど私は、それをみんなで心がけてやりましょう、という形にはしたくないわけ。「形」にしても、限界がもう見えているでしょう。だから、少し先のリアリティが見える人の数をどう増やしていくかという話になるんだと思うんですよ。それは、看護教育でいう「よき看護教師の育成」とか、そういうレベルの話ではなくて、私風に言うと、センスの話。センスのある人が育ってほしいということ。何か、そういうセンスのある人を集める方法はないものかしら［＊1］。

——それは先生みたいに過激な（笑）、きちんと問題提起をする人に共鳴できる人が少しでも増えてくれればいい、ということではないですか。

中西　まあ、そうね。種を蒔かなきゃいけないものね。だけど、もうずいぶん種は蒔いてきたのよ。私、くたびれちゃった（笑）。

——実は、センスのある人は確かに入ってきているけれども、教育や現場でつぶされていくということはないのでしょうか？

中西　あるでしょうね。集団には、やはり順応させてしまうという力が働きますから。だから、4年制の看護系大学がどんどん増えてきて、みんな単純に喜んでいるときに、私は「それだけで看護の質が変わるようにはならないだろうな」と思っていた。というのは、新しくてもそれだけリスキーな対象に、苦労して接点を見つけるより、寄ってたかって自分たちの居心地のいい世界に引きずり込もうとする力のほうが強いからね。

たとえば、2月14日のバレンタインデーに、新卒ナースが医師にチョコレートをプレゼントするなんて話もそうね。卒業生が、「こういう場合『ノー』と言っていいでしょうか」と聞き

＊1：先生は、「少し先のリアリティが見える人」だけに期待しているか、といえばそう単純ではない。期待するにせよ、先生は「みんないっしょに」が一番嫌いなのである。たとえば、ある個人の行いが理解できないように思えても、その人なりの理由があるなら、「みんないっしょ」より、どれほどか好ましい、ということになる。それぞれの固有さのなかで「見える人」がいればいい。ただし、そういう人を教育で「いっしょに」つくりあげる、などと言えば、また先生は、そんなことではダメと言うに違いない。

「みんないっしょ」嫌いには、おそらくもう一つの意味がある。それは、あれこれの「必要悪」的状況（教育も含め）のなかで、個人が生き、自らつかむことで（自己学習能力）、自ずと手にするような「個のセンス」こそ大事、ということではないだろうか。ちなみに、先生によれば、センスとは、明確な定義はないが、個人の行動を美的・道徳的に方向づけるものとされる。

に来たのよ（笑）。だから私はこう言ったの。「1人だったら、必要悪として、あなたはそのくだらない役割をおやりなさい。でも同じ考えの人が2人いたら、『私たちはそういうことには加わりません』と言ってもいいよ」と［＊2］。

――なるほど、それは深いですね。実は、すでにぼくは似たようなことで失敗しているんです。まだ看護助手だった頃、看護師長が独善的な人で病棟全体がいわば荒れていた。スタッフからの陰口も聞くに堪えなくて、それなら面と向かって言えばいいと思い、たった1人で看護師長に意見して「この病棟は変だ」と看護室にも貼り紙をしたんです。そうしたら、即座に看護部長に呼び立てられて、クビにはなりませんでしたが、病棟を変えさせられました。そのとき副部長にこっそりアドバイスされたのが、「1人で言わないで、仲間をつくりなさい」［＊3］ということでした。

中西　それはなかなかのアドバイスよ。

――1人で言ったところですぐフタをされてしまう。けれど、2人になれば組織的な行動ができるんですね。ただ、ぼくもその頃は若かったですし、そんなことは少しも考えなかった。先生にもっと早くにお会いできていればよかったですが（笑）。

中西　さっきのバレンタインデーもそうだけれど、病院や病棟には、始まりも理由もわからないような矛盾に満ちた状況や組織文化があるのよ。

――ええ、そういう状況は根深く存在し続けているものなので、ナースは、リアリストとしてきちんと向き合い、なんとかしていかなくてはいけないのですね。

やせ我慢はあまりしなかったわね

――話はちょっと違うかもしれませんが、かつて先生が看護学科長だった頃、傍から見ていても先生への上からの圧力がかなりだなと思ったことが何度かあります。それでぼくが「先生もたいへんですね」と声をかけたら、先生は「そんなことないのよ。私、いつも言いたいことを言っているから」と、結構あっさりとおっしゃって、ああそうなんだと思い直したことがあります。

中西　**でもそれは、私が学科長という立場だったからじゃないの？　松澤先生みたいな立場**

＊2、3：「生意気なナース」（第4章）が実在したとすれば、まず直面するのは組織だろう。たとえば1人のスタッフナースが管理者に対して、組織のあり方などで異議を唱えても、よくて聞いたふりであり、たいていは「生意気」と見なされて無視されてしまうだろう。そういう組織対個人という状況のなかで、いかに自らを守りつつ、異議や意見を表明するかということは、「生意気なナース」が生き残れるかどうかの分かれ目となる。そのための一つの方法が＊2ということになる。

だったり、あるいはもうちょっと若かったりしたらストレスになったでしょうね。そういう意味での対人関係的なストレスは、地位が上にいけばいくほど少なくなるの。その代わり、「こんなこと、やらかしてくれたッ」という反発も出てくるのよ（笑）。

――上にいくほど、対人ストレスは少なくなっていきますか？　ぼくは全く逆だと思います。上にいるわけでもないですが、年をとるほどストレスフルだし、いいことがない。先生みたいな上司がいたから、ぼくはある意味で安穏としていられたけれど、そういう庇護的な屋根がなくなるといろいろなものが降ってくる。それで初めて「屋根」の意味がわかってきたという感じがします。

先生を見ていて思ったのは、打たれ強いなということと、「言行一致」の正直さみたいなものへのかなりのこだわりです。ただ、いくら先生でも、やはりやせ我慢ということはあったのではないですか？

中西　やせ我慢はあんまりしなかったわね（笑）。

というか、私がいたときのあの大学の状況にはかなり問題があったんですよ。たとえば実習室の真ん中には大きな柱が4本立っていた。すぐ事務局に行って、「あの実習室はなんですか」と聞いたのね。実際に実技をするのが実習室の機能だから、柱がど真ん中に立っていたら、デモンストレーションが見えないじゃないですかと。そういうことが、結構あった。

――先生は、その大学に来るまでは、それほどシニカルじゃなかった、ということもおっしゃってましたが、ということは、その前まではいろいろな面でもっと自由にされていたということでしょうか?

中西　いやあ要するに、こういう大学もあるんだ、こういう環境や学生で大学教育が成り立っているんだと、私のなかで自己了解したの。あまり人には言わなかったけれど、それでシニカルになったというわけ。

――それに先生は、国家試験の合格率が全国平均を割っても、「国家試験の面倒なんてサービスでやっているんだからいいのよ」[＊4]と言って、さほど気にも留めなかったので、逆にぼくは心配でした。

中西　だけど、やることはやったでしょう。基本精神は、国家試験の面倒をみるまでが教員の

＊4：先生が学科長をされていた当時、学生の国家試験合格率は、波はあったものの、あまりほめられたものではなかった。私学にとって、それはある意味死活問題だったので、上からの圧力も相当なものだったと思われる。そういう現状に対して、先生は、できる限りの対策を講じつつも、一方で＊4のように「クール」だった。確かに合格は重要事には違いないが試験勉強を強いて大学生活を終わらせることに、基本的な抵抗を感じられていたに違いない。つまり大学とは本来、個人の資格取得をめざす組織ではない、という認識であったからだ。

責任だなんて考えてはいけない、ということ。成り行き上サービスはするけれど、私たちの責任は、学生が大学を卒業したら国家試験に受かる、というレベルのカリキュラムを運用することで、受験勉強の面倒をみることではないので、そこは峻別しなさいと。

いまのカルチャーとしては、メリハリをなくして、国家試験の面倒をみるところまで教員の責任と言っているでしょう。

――そうですね。鍋釜までもち込んで合宿生活までして対策をやっている学科までありましたから。

中西 そこまで行ったら、ズルズルとどこまで落ちていくかわからないけど、時代状況を考えれば、ある程度必要悪ではあるのよ。

目覚めた人がものを言う態勢をどうつくるか

中西 看護の現場の組織文化や看護教育そのものの変わらなさという話は、ある意味前提だとは思っている[＊5]。だから私は、8割はそれでも仕方がないと思っている。8割はそれでもいい。だって、たとえば看護の制度や教育についての本質的な議論や科学的な発想などを、あまねくすべての人に理解してもらおうなどというのは、それこそ非現実的でしょう。

自己否定になりかねないし、ますます混乱するかもしれない。だから、そういう意味では、目覚めた人が立ち上がりものを言う態勢をどうつくっていくのか[＊6]、という話だと思う。

――非現実的な100%をいう前に、少しでもそういう現実にアプローチできる人材を、ともかくも育てなくてはいけないということですね。

中西　そう。差し当たっては看護師長でしょう。看護師長の質がもう少し変わってくると、たぶん病棟全体のナースカルチャーも変わってくるんじゃないかと思う[＊7]。

＊5：ここでの論点は、看護や教育の「DNA」的な変わらなさであり、歴史的・社会的・文化的背景のなかで、根強く固定化されてきたこれまでの看護や教育のあり方であろう。その結果、それぞれの人間が、それぞれの固有性のなかで育っていくことを、阻害され画一化されがちであることに、強い不信感を感じているからではないだろうか。先生は、「高等教育というものは、個人が勝手に利用すればよいものであって、軍隊のように人の鋳型をつくるものではない」とも述べられている。

＊6、7：ここでいう「目覚めた人」は、どうやって目覚めたのかは定かではない。というより、先生流に言えば、目覚めるか、目覚めないかは結果論であって、あらゆる教育的アプローチや啓発などを行ったところで、皆が同じように、同じレベルで、目覚めるわけでもまた目覚めないわけでもない、ということになる。
　だからこそ、看護の現在と将来について、より強い覚醒度をもつ人たちを集めて、一つの流れをつくり出せるような態勢を準備することが、まずは現実的な第一歩になるという指摘である。そして、＊7のように、その「目覚め」が看護師長クラスのなかに起きるようになれば、現実はより大きく変化しうるということであろう。

アンアン（anan）・ノンノ（nonno）的なカルチャーになるか、それとも少しでも学問的な関心などが日常的な話題に入ってくるかどうかは、たぶん看護師長の関心や能力によって違ってくると思うんですよ。だから、そういう意味でも、いま現在行われている看護管理者養成というのは、いまだ不十分で暫定処置に過ぎないと思うの。

それとね、どこのお役所や企業でもそうだけれど、自らの組織の管理者育成で、その経費を候補者自身が支払うなんてありうると思う？　私がニューヨークに留学したときに霞が関の役人が隣の部屋にいたけれど、「とにかく1年行って、なんでもいいから論文を書いてこい」と言われて派遣されてきているのよ。それが課長試験みたいなものらしいのね。当然、そのニューヨーク留学のお金はどこが出しているかといったら、役所が出しているのよ。けれど、看護は違うのよ。自分のポケットマネーでやるものだから留学なんてありえない話よね。

看護基礎教育がノウハウ教育だというふうに私が規定するのであれば、管理者教育はやっぱり全人教育でなければいけないの［＊8］。

全人教育というのは、要するにブランド・エデュケーションと呼んでいる、計画的に十分練られた大学や大学院での教育でなきゃいけない。だから、何週間とか数か月とか、そういう短期間で断片的にやるような教育では管理者は育てられない。

——もっと充実した教育課程でなければできないということですね。

中西　そう、プロフェッショナル・エデュケーションにしなくてはダメなのよ。一応、基礎教育がプロフェッショナル・エデュケーションというふうに自ら規定しているから、その上に乗っている教育のきわどい貧しさに多くの人は気がついていないのね。

――大学の看護基礎教育のなかでも、看護管理学というのは指定規則上も位置づけられていないし、ある意味でエクストラ・プログラムですね。いまのところ、基礎看護学系の領域が担当しているところもあれば、独立した領域としてやっていたりと、さまざまです。

中西　管理学とはいっても、マネジメントとアドミニストレーションとあるけれど、マネジメントというのは、基礎教育の段階で必ず入ってくる。たとえばチームワークなんていうのは、まさにマネジメンタルな力がなければやっていけないわけだしね。

一方、アドミニストレーションというのは、大所高所からデータをある程度構造化して、とりあえず組織全体を俯瞰することから始める管理なわけだから、そういう意味では、それこそ

＊8：看護基礎教育がナースとしてのミニマムを形づくるものであるとするなら、管理者教育とは、ナースの組織的活動や管理、さらには、それら自体を含み対象化する経営や制度や政策・政治的関与といったものまで含むもの（アドミニストレーション）となる。それこそまさに、濃厚かつ自律的なプロフェッショナル教育を要するものという主張である。

大学院でしっかり勉強するということが前提になると思う。そこには経営管理などという範疇も入ってくる。政治的なパワーも大切な概念となる。だから、よけい高度だし、アメリカの場合には、看護師長は修士の学位を、看護部長になると博士の学位をもっていることが条件になってくるんですよ。

かなりハードルが高くなるけれど、それだけ科学的にものを見たり、考えたり、進めたりしていく行動力がないと、まとめていくのは無理なのよ。それを短期間の細切れ的な研修などでこなそうというのでは、これまたノウハウ教育になってしまう。

問題は地頭が悲惨なときに起きる

中西　先ほどの、ナースの8割は変わらなくてもやむをえないという話に重なるけれど、看護職においてもやはりある種の階層化みたいなことを、あからさまにではないけれど考えていかないと、看護の発展はないと思う。ほんとうの変化や本質というものを、受け入れることができる頭と、そうでない頭がやはりある程度はあるわけだから［＊9］。

――ただ、それは教育によってつくられるという部分も、なきにしもあらずですよね。

中西　いやいや、いつも言うことだけれど、教育一般に対してそこまで楽天的になることは私にはできないのよ［＊10］。

——もちろん、先生のおっしゃる戦略的な意味での、役割分担的な、あるいは能力的な階層化というのは、現に存在するし、そこから変わっていくほかないというのも、リアリズムとしてわかります。

中西　私が目指すのは何かといったら、ナースたちが病院のなかでもう少しリスペクトされることなのね。だけど、現場で戦っている人たちが基本的にはリスペクトされていないの。それで、労力や日通並みのマネジメントを磨いた引っ越し技術とか、そういうところを吸い取られ

＊9：看護職の階層化と大衆化とは、ある程度「対」になる言葉だろう。これらの言葉は字義どおりに、看護職内部にある多様な人材のあり方のことであり、階層化とは、とりわけそのなかでのリーダー層を意識した言葉でもあるだろう。ただし、ステレオタイプな「大衆としてのナース」（第3章）を指摘していた先生の問題意識のなかでは、そういうあり方に抗する（また自覚的であろうとする）ナースへの期待感がかなりネガティヴな形ではあれ、確かに表明されているとも思う。

＊10：先生にとっての、「教育に対して楽天的でない」あるいは「あまり期待していない」という表現は、換言すれば、看護教育やその結果は、あくまで「限定的」なものに留まる、ということなのだろう。
　教育の過程においては、常に予め意図した教育的効果が上がるとはまったく限らないし、逆に、予想だにしなかった収穫が生まれることもあるに違いない。そういう、予測し難く浮動的な、だからこそ多様で自在な展開を許す場において、はじめて教育は、個々の人間に対して、なにがしかの意味をもちうるものとなるのだろう。

ているのね。

そういう状況を変えるために、本来、理論や研究をやってきたはずだけれど、結局それらは、底辺層に至るまである意味でパタン化されてしまった。そのツケをいま突きつけられているのよ[＊11]。

――そういう意味では、看護に対する基本的な考え方や振る舞いを変革し伝えうる人たちが、どうリーダーシップをとっていけるかということなのですね。

中西　私がいうリアリズム的表現をすれば、生意気で、地頭《ぢあたま》が違う人たち。そういう人たちを排除するという考え方ではなく、新たに発信しリーダーシップを担える層としてどうつくり出していくか、という方向で考えたいの。

――そうした層を生み出し、さらには成長させる必要がありますが、その人たちも、古くからの看護基礎教育の固い枠組みをサバイバルしなくてはいけないわけです。

中西　そう。でも、地頭が違えば大丈夫なのよ。問題は地頭が悲惨なときに起こるわけだからね[＊12]。

――あと先生が強調される歴史や文化という重要な要素があります。この百何十年の間に地頭のいい人もきっとずいぶん生まれたに違いないけれど、結局近代というものが生み出してきた看護の、いまのあり方というのは、先生が期待されているほどでもない。

中西　それはしようがないのよ。私たちの時代というのは、女性の社会的な進出をほとんど阻まれていた時代だったから。それに比べれば、昨今は女性の社会的進出がこれだけ一般的になって、優秀な人がけっこう入ってきているという状況の変化があります。20～30年で変わっていけるかどうかはわからないけれどね。

――同じかもしれませんし、変わるかもしれません。しかし、先生のお考えでは、リーダーシップをとる人たちが変わるなかで、看護全体が着実に変わっていく。そういう未来というも

＊11：本来、看護や看護学における理論や研究の積み重ねは、ナースの現場のあまり恵まれない環境や、そこでのほんとうの意味でのケアの改善を目指すはずのものだった。しかし、それらの実践は、明らかな動機や意味や目的が問われ続けることもなく、いつしかそれ自体がパタン化されてしまった。それゆえ、看護や看護学の現状は、時代状況の変化の前ではむしろ儀式的なものとなってしまい、そのジレンマにいま向き合わされている、ということではないだろうか。

＊12：＊9の発言にあった「階層化」の主題が、さらにラディカルな先生らしい表現「地頭《ちあたま》が違う」へと置き換えられている。ところで、「地」という言葉を聞いて、連想されるのは、看護をめぐる歴史的・社会的・文化的な、旧態依然の「日本的なるもの」の強力な刷り込みのこと（それを先生は「DNA」とも表現されていた）である。そのような、より深い意味での「地」そのものを自覚しかつ変革できるような「地頭」こそ求められるということであろう。これに対し、そんなもの（「地」）などどこにも見当たらないということし、もともとなかったではないかと考える、「ただの頭」からは、悲惨しか生まれようがないということだろう。

のを先生は思い描いていらっしゃる。

中西　そう。熱く思い描いている。

——現実は、そういうリアリストさえ拒むほど、容易ではないかもしれません。

中西　だけど、この問題だけは焦っても、なんにも生み出さないですよ。

学問の自由というのがあるでしょう?

——ところで先生は後年、看護管理学という学問領域に関して、学会の組織や大学教育への組み入れなどの努力をなさるわけですが、そのこだわりというのはどの辺から生まれたものなのですか?

中西　その一つは外圧ね。要するに、ナースの免許をとるだけだったら、3年課程で十分だというのが当時の体制派でしょう。なぜプラス1年で、こと改めて4年制の大学教育が必要なのかということになる。これはきわめて世俗的な問いです。プラス1年の教育が新たに必要となる根拠を、それこそ理屈で固めていけば、必然的に看護管理学に行き着くわけです。

——保健師課程との統合教育というものを含みながら、さらに大学教育とは何かというところをずいぶん模索されたとはお聞きしていましたが、そのなかで必然的に……。

中西　そういうことです。そうしないと税金を財源とする予算がとれないし、たいへん大事な要素なのよ。大学にすることがどういう意味をもつかといったら、教育により税金を使うという意味をもっているわけでしょう。だから、大学に限らず看護集団が、社会にどう還元するかということは、絶えず考えるべきことになる。

――確かにそうですね。しかし、特に税金が主で運営される国公立系大学の場合、その分だいぶ官僚的世界に埋め込まれているという感じがします。何事も官僚組織しだいという現実があったりするわけです。

中西　ほんとうにそうなの？　教員が大学管理の一環としてやるべきことをやらないからじゃないの？　教員のために責任をとったり血を流したりする役人はいませんから、それはきっちり認識すべきだと思う［＊13］。

それに、大学というのは一方で、もうほとんど死語になっているけれど、学問の自由という誇りに導かれているでしょう。学問・研究の自由ね。自分が何を選ぶかということが、傍から強制されたり邪魔されたりしないという大学の自治や自律があったわけです。だからそれを大事にすれば、教員がただの官僚のようになってしまうなんて、信じられない話じゃない？［＊14］

――大学があたかも官僚組織の一部になってしまって、自ら方向づけ展開していくという姿勢や意識を失っているようにも思えるんです。

中西　だけど、全日本柔道連盟を告発した人たちのように、組織を変えられないのは、下が動かないからなのよ。動かないで、ただ他人の批判ばかりしているからよ。

だって、そのことで全日本柔道連盟の役員のクビが飛んだじゃない？　現実をいつもそこにあるべきものと信じ込んで、何もしようとしない自分自身の怠惰や嘘こそ批判されるべきなのよ。

＊13、14：官僚あるいは大学組織と大学教員との関係という問題は、国公立と私立、また看護系大学など大学個々によっても背景が異なり、一般化できるような問題ではないだろう。＊14のように、大学における自治や学問の自由なるものも、教員や学生自らが勝ち取ってきたという歴史があるにもかかわらず、それが失われ、しだいに「官僚化」され、体制順応的事なかれ主義に陥ってしまっているとしたら……。それは再び、誰がどんな方法で、取り戻されあるいは乗り越えられるべきなのか、という問いになる。そういう問題意識を失うな、という先生の厳しい声でもあるだろう。

第9章

「敵は誰か」を見失ってはいけない

「まもる」というのがキーワード

——先生の「社会看護」という考え方は、看護管理という文脈のなかで生まれてきたものですか。看護管理学とはかなり違うのですか。

中西　キーワードはダイナミクスね。地球全体の規模のなかで、貧しい国が増えて、戦争が勃発したり、いろんなファクターが働いて、人間の健康問題も変わっていく。医学がそれを追っかけていると私たちは思い込んできたけれど、そこまで医学の感度がいいわけじゃないのね。もう一つ、こういう表現もあった。いままで私たちナースは、川下で溺れかけた人を救うために汲々としてきた。けれどいまや、川上で溺れないように私たちの力を使うべきだと。卓見じゃないですか。

――そうですね。その場合の「川上」にはいろいろな意味が含まれていそうですね。

中西　そこには、病気予防なんていう単なる医学の観点だけでは入りきれない、もっとソーシャルな、あるいは環境学的な観点が入ってくるじゃないですか。そういうものを全部包含する学問というのをナースがきちっとやらないと、いつまでたってもそれこそ「首から下」のままになってしまう。それが「社会看護」の発想の原点なのよ。「川上」にあるのは、やはり社会なんだけど、たとえば産業の発達史なんかもそのなかに含まれるわね［＊1］。

――看護は、もっと社会的にも歴史的にも開かれた視野のなかで問われなきゃいけないということですね。それと、社会という視点で、日頃先生が強調されるのは政策・政治的な部分というものも外せない。そうなると、看護というものが、社会や歴史や政治や国家というもののなかで、どういう存在であるのか。それを問おうとしているのでしょうか。

中西　そうね。やっぱり「まもる」というのがキーワードじゃないですかね。看護の「護」になるわね。それは看護の本質だと思う。

——「社会看護」という広がりは、「まもる」ためにこそ必要になる、ということなんですね[*2]。

中西　**誰が何をまもろうとしているのかが定かでないけれど。**

*1：「社会看護」については、すでに第5章でふれているが、地域看護学（公衆衛生看護学ではない）をより広範な社会的な視点から包摂しようとするものである。
　ここで先生は、「川上」と「川下」というたとえを使って医療のあり方を説明している。この川上と川下とは、単に病気になる前と後という単純な二分法でないのが特徴であろう。それを先生は「ダイナミクス」と指摘しているように、病気や障害を生み出し、それに対応しうる世界のあり方のすべて、とでもいたげな意識の広がりを感じさせる。まさに「そういうものを全部包含する学問」のことであるから、ある種百科全書的な知の広がりや好奇心の塊のようなものを感じる。

*2：「社会看護」の中身を問うなかで、先生はかなり唐突に「まもる」という話に飛んでしまったかのように思える。こういうときの先生は、陳腐な議論に飽き足らないか、もっと別の論点を考えているかで、話を急展開させずにはいられないのだろう。「社会看護」というと、ややマクロで高踏的な学問領域という印象を与える。しかし、先生がきっぱり「看護の本質」とおっしゃるように、ただの学問体系などではなく、看護のほんとうの意味での、日々の（ミクロな）営みを支えうる基盤であることが強調されていると思う。

「敵は誰か」を見失ってはいけない

中西　ところで、昨今の「夢」の大流行をどう思います？　「若者よ、夢をもて」とか、「あなたの夢は？」とか、若者もおばちゃんたちも、夢が大好きじゃないですか。あれは、閉塞感からなんとか脱却したいという、そういう無意識の衝動と関係があるかもしれないけれど、結局、方法がわからないから「夢」にしちゃっているのよね。

——夢ということでちょっと思い出したのは、林千冬先生との対談（『看護管理』22巻10号）で「敵は誰かを見失ってはいけない」[＊3]という、ストレートで強烈な表現を知りましたが、これはまさに、発想の仕方として「夢」と真逆にあるものだと思うんですよ。

漠然たる何かにあこがれるというのでなくて、リアルに意識が集中するような、自分にとっての「敵」なるものは何か。それはネガティヴと言えばネガティヴな見方なんですが、先生の論理や表現にはそういう特徴的なところがある。「そうじゃない」と言ったり、あるいは「敵」という言い方をすることで、逆に敵じゃないもの、肯定できるものとはなんだ、ということを強く迫ってくるところがあります。

中西　うんまあ、衝撃療法みたいなものね。

――普通だったら、「君にとって夢はなんですか」「理想とはなんですか」というふうに聞くけれど、先生は「敵は誰なの」とおっしゃる（笑）。夢のほうは、いわばアメでもぶら下げながら言っているのに、敵のほうは、刃物でも突きつけられながら言われているという違いがあります。たいへん本質的な迫り方だと思って衝撃を受けました。先生のこの言葉はどこから出てきたものなんですか。

中西　基本的には「ナースというのは制度の産物」というのと同じでね。ナースが制度を主体的に変えてきたことなんて、一度もないわけですよ。霞が関の役人と日本医師会が医療制度を変えてきたわけだから。そのなかで、制度が変わるということは、必ず古い制度との間にギクシャクが生まれてくるのよね。そこのギクシャクの吸収盤になっているのがナース集団なの。だから、私が敵と言っているのは、そういうどうしようもない「構造」のことよ。それをしっ

＊3：この言葉は、日本人的な感覚（特に「和をもって」云々）からすれば過激かもしれない。
実際先生には多くの「敵」がいたと思う。先生の包み隠せない尖った（本質的で嘘のない）口舌のせいで、自ら敵を見出し、また相手からも敵と見なされてしまうことも多かったに違いない。しかし、先生も「衝撃療法」と言われるように、それは結果や効果の一部に過ぎないのだろう。先生の意図は、はじめから生ぬるい曖昧化などせず、鋭利に事の輪郭を峻別することで、つまり「敵」と「非敵」を自覚的に対立させることで、より本質的かつ生産的な議論を続けるべし、ということではないだろうか。

かり見てとりなさいということを、ほんとうは言いたいわけ［＊4］。

――少なくとも医師じゃないんですね（笑）。そういう狭い了見の「敵」ではない。「構造」にからめ取られている自分たちの敵は誰かということですね。ぼくは個人的には、「夢は何か」なんて聞かれるより、「敵は誰か」と活を入れられるほうが元気が出る。

中西　だけどいまは、マイクをもって街頭に出て「君の夢は？」なんて聞いているキャスターがいるじゃないですか。ナンセンスだと思う。それに、インタビューに答えるのは一種の流行になっているようで、スポーツ選手なども「私の夢はオリンピックに行くことです」とか、なんでも「夢」にしちゃっているのね。夢にすると都合がいいじゃない？　夢が叶わなかったとしても、予め夢としておけば、それほど自分自身に責任が返ってくるわけではないでしょう。自分の「目標」とすれば、「それはあなたの努力が足りないからよ」ということにもなるけれど。だから、夢というきれいごとにして、それこそ責任の所在を曖昧にして、自分が傷つかなくて済むようなレトリックにしているのかなと思う［＊5］。

――夢というのは逃げ道というか、曖昧さをもっている。先生がよくおっしゃる、「非常にふわふわした、形のない」看護集団は、「夢のような」看護集団という言い方もできますね。

中西　そうそう。それに、吉本隆明をもち出してくれれば、看護集団のみならず、日本社会全体が共同幻想というわけですよ。

管理する相手を消耗させる方法

——だから、こういう社会や集団のなかで、何を意識していったらいいんだろうかということになります。妙な形式主義や管理主義みたいなものがはびこっていますから。いま、ぼくが大学でやっていることは、山ほどのメール対応や会議や資料づくりで、まともに本をひもとく

＊4：先生にとっての「敵」は、実は誰・彼という生きた人間ではない。といっても、「敵はわれにあり」式の自己内在化でもない。見えないことは同じでも、逆に超越的に外在化した「構造」、つまり、看護やナースを取り巻いている制度や政策や、社会や文化……さらには国家そのものまで含まれるような「構造」のことだと思われる。だから私たちにとって、ほんとうの「敵」は見えない。見えないが確かに存在するがゆえに、特段捉え難いし、闘い難い何ものかである。だからこそ、決して「見失ってはいけない」ということになる。

＊5：先生は、夢の流行を批判されている。先生は、「夢」といい、「厚化粧」といい、「みんないっしょ」といい、何かをぼんやり包んで、在るものを無いものに、無いものを在るものにするような、嘘や欺瞞に類するものが嫌いなのである。そんなことをするくらいなら、きちんとリアルな世界で「傷ついて」「責任をとりなさい」というのである。そういう正直さやリアリズムがなかったら、それに基づかなければ、同じ場所に留まるばかりで、ほんとうの「夢」になどいつまでたってもたどり着けない、と先生は言われるのだろう。

こともできないほどですよ。

中西　かわいそうに（笑）。だから、世界ランクでみて、日本の大学がどんどん下がるんですよ。私は、たとえば「大学による自己点検・評価」なんていうのはね、日本での現状を見る限り、大学研究者の時間を奪う以外の何ものでもないと思う［＊6］。

――大学評価が教育の質や自己管理意識を高めることは確かにあるけれど、その一方、巧みな官僚的支配の下に教員集団を置く理由にもなってくるわけです。

中西　あれは大学基準協会がおとなしく受け入れ過ぎたのかもしれない。当初、大学基準協会は、文科省の頭脳ぐらいの仕事をしてきたんですよ。だけど、いまはもう様相が違ってきているものね。あんなことをやっても紙の無駄だと思うのよ（笑）。つまり、投入する労力やコストと、そこから引き出される成果がつり合っていない。コスト・パフォーマンスがまことに不合理。

――「何かやりました」ということが残れば、組織の存在証明にはなる。そのおかげで、よけいな仕事ばかり増えて、肝心の教育や研究の支障や縛りにしかならないし、そういう意味では、すごく操作されているのかなと。

そういうなかで、生き延びるためにはどうしたらいいのか。上にいるえらい方々がいろんなものを積み上げげ、積み上げしていく。塵も積もればばで、そのうち山になるどころか、「壁」になってしまう（笑）。そういうつまらないあり方というのは……。

中西　私の解釈はね、文科省は教科書検定というのをやっているでしょう？　ただし、本屋さん（出版社）に言わせると、かつてに比べたら、訂正個所を見つけ出すくらいで、ずいぶん楽になったんだそうですよ。それで暇になった分、あまり自分たちが消耗しなくて、管理する相手を消耗させる方法として、「大学による自己点検・評価」が考え出されているんだと思うのよ［＊7］。

――官僚は仕事をつくり出さないと、自分を滅ぼしてしまいますからね。

＊6：大学の認証評価や自己点検評価は、大学教員なら何度か経験したことがあるかもしれない。こうした外部機関による評価は、自らの大学の現状や課題を知るというメリットはあるが、一方では、大学組織への支配的・管理的な仕組みとして働くことも事実だろう。その結果は、緩やかだが確実に、大学が自ら立つという自律や自治への意識や自覚に影響を与えていくに違いない。そして、やがては「学問の自由」までも…。そう考えると、これまでとは逆に大学側からの文科省（権力）側への「認証評価」というものもあってよいような気がする。

＊7：先生の大学認証評価などへの考え方は、官僚主義の生き残りやいわば縄張り争いというリアリズムにつながるものとなっている。しかも、支配する側（官僚）は、支配する相手（大学）を、そこそこに疲れさせておく必要があるという、まるで戦国時代の兵法のような現実まで語られている。それにしても、相手を弱らせてまで支配したいあるいは死守したいものとはなんなのだろうか。

中西　そうそう。それは天下国家のための教育だから、大事だから。でもね、大学の学長を歴任されたI先生といったかな、医師なんだけれど、彼がこの「大学による自己点検・評価」に怒って、「まったくもって、文科省は他人のケツの穴のふき方まで教えようとする」と（笑）。もうその通りなのよ。ほっとけばいいのにね。だけど、私はね、大学教育側もふがいないと思いますよ。だって、せっかく勝ち取った大学の自治なんていうものをどこかに放り出しちゃっているわけでしょう［＊8］。

ある大学では、私がアメリカから帰ってきたときに、学部の内紛で人事が決まらなくて、4人もの教授の空席が続いたらしい。要するに自治能力がないのが丸出しじゃないですか。そういうのを文科省はよく見ているのよ。

――そういうところをつけ入られるわけですね。でも、つけ入られたにしても、それを跳ね返せないのも、ある意味情けないですね。

中西　情けないね。だからどこかの党の内紛と似たような、自滅の道を進むようになる。それで、私は思ったのね、これだけの締めつけがくるということは、よほど大学教育がなめられているんだなということを。

――なめられる以前にそこに存在しているどうか（笑）。存在感そのものがないのではないか、と思いたくもなります。

ズバズバ言うだけ

——それにしても先生は、いろいろなところで闘いながら、どちらかというと嫌われるということも多いなかで、ともかくもしぶとく看護のメインストリームを生き抜いてきたというところが常人じゃないと思うんですよ（笑）。そのノウハウを知りたいと思います。

中西　いやあ、もうズバズバ言うだけ［＊9］。

——その結果、先生はいろんな軋轢のなかで消耗したとか、もう私はそういうことはしたくないとかとおっしゃるけれど、でも懲りずにそれをされてきたわけでしょう。だからぼくはす

＊8：常々先生は、看護学がほかの学問（特に医学）にほとんど相手にもされない時代から、ともかくも今日あるまでになったことへの苦難を語られている。けれど現在、獲得してきたはずの自治や学問の自由を失っているという意識すらもちにくくなっている。
　ただ、大学の自治や学問の自由なるものがあったとしても、日本の大学史で見るとつかの間のことで、大学紛争やその後の大学ビジネス化によって、急速に弱体化してきたのも事実ではないだろうか。同時に、秩序化や規範化という保守的な維持体制が育つしかなく、先生の言われる西欧的なオルタナティヴズ（『方法としての看護過程』78頁）が育つ余地などなかった。ただ従容として「みんないっしょ」の世の中になってしまったのではないのか、という先生の声が聞こえてきそうである。

ごく尊敬するんですよ。

中西　それなりに海千山千のところもある。

――先生は大学のなかでも重要な役職をされていたし、さまざまな問題に対応するために、いろいろなテクニックはあったと思うんですよ。だけど、先生は肝心なところで決して嘘はつかなかったし、逃れられないところを二枚舌で生き延びる、みたいなこともなかった。それだけでもぼくは、先生を信じられたし失望したなんてこともなかった。いってみれば、それが先生から学んだ一番大切なことかもしれません［＊10］。

実際、ぼくが学校の机上で学んだことなんて、たかが知れていると思っているんです。それより、マンツーマンで、個人から個人で受け渡されたものが大きいです。そういう意味でのぼくにとっての「先生」というのは、片方の手の指くらいしかいないですが、それが自分のコアの部分をつくっているように思えてなりません。教育というのはやはりマスではなかなかできない。

中西　そう、あんまり教育は吹聴しないほうがいいね。つまり、節度が必要ということ。看護教育は無節操にあれもやるべき、これもやるべきって、広げるだけ広げてしまって、あとは誰も面倒をみていない。もちろん、そんなことは実践できるはずもない。それなのに、実践できないことに対して、胸の痛みを感じているナースが生まれているわけでもないのよ［＊11］。

＊9：常に歯に衣を着せぬ、ただの直言派のようにも聞こえるが、先生の語用論は、緻密な言語的意味と構成をもちつつ、その表現型は必ずしももとの構成をトレースしたものとはならない。一気に本質的なるものへと迫り、表現しようとするがゆえに、時に非常に過激で常識破り的なものとなる。それゆえの「ズバズバ」なのであろう。

＊10：先生にとって、この「嘘」という言葉は、重要なキーワードといえるのではないだろうか。

私自身、先生とのあまたの会議に同席するなか、先生が最終的に判断され発言された内容というものが、後々、修正されたり、覆されたり、無視されたりということは、ほとんど経験したことがなかった。しかも、それらの内容は、語彙や言葉遣いのレベルまでこだわったものも多かった。

こうしたことは、指導者なら当たり前のことと考えられるかもしれないが、この種の律儀な言行一致（嘘をつかないこと）は、実はいうほどたやすいものではない。それが先生には、「沢庵石のように」どっしりとあるという感覚が強い。結局それは、先生にとってかなり重い、自らの生き方のコアとなっているのではないか、とさえ思える。

＊11：＊10に関連して、個人的な規範である「嘘をつかないこと」が、看護教育の実践の場でもできているかどうかが問われている。空手形のように教育科目・項目をあげておきながら、実は空手形のまま教えている、あるいは放棄したに等しいというのも、看護教育の「嘘」ということになろう。

けない。

ナースを誰が批判するのだろうか⁉

中西　私は、看護教育をもうちょっと批判に耐えるようなものにすべきだと思う。だけど、ナースは批判なんてものに免疫がなくて、つぶれちゃうから、気をつけてものを言わなきゃいけない。

プロフェショナルというのは、社会から批判されるのが宿命なんですよ。ニューヨークに行ったとき、ニューヨーク州の病院がナース不足でどうしようもない事態に立ち至ったことに対して、ニューヨークタイムズに出た評論が、ニューヨーク州看護師協会の幹部批判なんです。それは、なかなか歯に衣を着せずというか、厳しいものがありましたよ。要するに、事態がここまできてしまったのを看過していたナース自身に責任があると。とりわけ協会のリーダーが先をみる目がなかったとかね。

その記事をみたとき、ああ、そうか、ここのナースたちはちゃんと一人前に扱われているんだなというのが、私にはわかったんです。というのも、ニューヨーク州看護師協会というのは、アメリカでももっともラディカルで行動的なことで知られていたから。

それにひきかえ日本の看護協会はいまだ庇護されているでしょう。ナース自身が悪いとか批判するような評論なんて、雑誌はおろか、メディアそのものにまったく上がってこない［*12］。

――ナースはいまだある種の被害者でしかない。慢性的な人手不足や過酷な労働にさらされている社会的弱者だし、救済すべき対象なんですよ。そんななかで、看護やナースを一人前のものとして批判の対象にしようなんて思いもよらないわけですね。

中西　時折、批判対象にされるのは、日本医師会によるときだけね。ただあれは、批判というよりライバル視や利益誘導のための対立に過ぎないけれど。

――「批判されないナース」というのは、看護という閉じた世界での上昇志向は強いけれど、自らを相対化・対象化して批判的に議論していくような能力にかなり欠けていますね。

中西　**それではその辺を提言しましょうよ。**

――まさにそれは、学問というものがもっている能力であるはずなのにとても弱い。先生がいつもおっしゃるように、それは学問ではなくてただパタンに過ぎないし、自律的に成長して

＊12、15：専門職もそれを生み出す看護教育も、税金が投入されるものだから、社会に何ができるか・返せるか、と考えるのが重要であり、それができたかできなかったか、という批判にさらされる存在なのだ、ということを先生の米国滞在での事例から説明されている。一方、日本看護協会が、社会やマスコミから集中攻撃を浴びた、などという厳しくも誇らしい話を聞くことはほとんどない、という批判である。

いく契機にもならない。

中西　そうそう。そのことはとても不幸だと思う。でも、それも自分たちが動かないと、そういう動きというのは出てこないと思う。自分たちが、というのはまずは看護協会だろうけれど、ただ、准看護師を抱えているから難しいかもしれない。

――具体的には、看護教育のなかに、自己相対的あるいは批判的な論点をなんらかの形で組み込めるようにしていくとか……。

中西　またそこで教育のほうに行ってしまうの？　いや、私はすごく冒険だと思う。だって、自分たちが実践してないものを誰が教えるというの？[＊13]　自分たちがモデルになっていれば、見る目をもつ学生はあとをちゃんとついてくるわけでしょう。そこをただ教育が無理やり引っ張っていくなんてことはしないほうがいいと思う[＊14]。むしろ、どこかの雑誌の特集でやってみたら？「ナースをいったい誰が批判するのだろうか」みたいなことを[＊15]。

――自分にできないものをどうして教えられるのかということですね。先生は、そういうモラルとか正直さには厳しいですね。にもかかわらず、もっともらしく教えてしまっている教育って何？　ということですよね。難しいなあ。ぼくにはよくわからない。

中西　よくわからないけれど、おもしろいでしょう？

――よくわからないところがおもしろいんですよ。そのうえ先生はわかりにくいように言われるから……。ただ、教育のあり方というのは、学生の自己学習能力という考え方一辺倒のものではないし、多様なものを受け止め続ける何かなんですよね。だから教育は、少なくとも直線的に方向づけてしまうようなものなんかではない。

中西　**もちろんそうです。「教育」と呼んでいるマスを対象とする活動はあまり信用できない。**

——でも、そういうことを真剣に話し合っていかなかったら、そのうち教育なんていったい何をやることなのか、さっぱりわからなくなってしまう。そういう意味で、先生のご提言はすごく大事だと思います。

中西　**私たち、たとえば看護系大学協議会の理事会では、そういう話はよく出るんですよ。だけど結局仲間うちの話題になるわけでしょう。だから、直接的な行動には出にくいのよ。やっ**

＊13、14：これも基本的には、先述の「嘘」の話につながってくる。「自分にできないことをどうして教えられるのか」というたいへんシンプルな教育的言明である。しかし、これを厳密に適用すると、多くの教員が「嘘」を教えていることを免れない。

ただし、ここでの文脈は若干異なる。＊14から明らかなように、「教員がモデル」になればあとは学生がついてくるでしょう、となっている。つまり、最初から自分にできない「嘘」を教えるのでなく、自ら嘘なく教えうるものを教えればいいではないか、という意味だろう。たとえば、専門知識やその実践すべての言行一致は無理としても、ここでの心は、あまり背伸びをせず、等身大の教員であれ、その姿を率直かつ十全に学生に示せばいいのだ、ということだろうか。

ぱり批判というのは、外側から入ってくるのが健全でしょう。内部からだと内部崩壊しちゃうからね。そこが難しいところなんだと思うの[＊16]。

――だからこそいま、「敵は誰か」というのはすごく必要ですね。

中西 あるいは看護教育の自己点検・評価などで、何かちょっとオブラートをかぶせて、内容的には本質的な批判がポロッと入ってくるようなあり方もいいかもしれない。

――ただそれは、間違っても文科省にさせないことですね（笑）。

中西 文科省にさせるわけがないじゃない。

――雑誌でなら、あまり構えずにやれそうですね。現に『看護教育』の連載でもやりました。

中西 そうね、やはりジャーナリズムが動くということが大事なのよ[＊17]。

――これをきっかけに？　でも、連載への反響なんてほとんどないですよ。

中西 それだって反響の一つじゃない？　どれだけ私の主張が離れ小島のごとく浮かんでいるのか、そういうのをちゃんと見てもらいましょうよ。そういうのをまさにジャーナリズムというのよ、わかる？

――いやあ、先生って、全然わからないなぁ（笑）。

＊16、17：これは＊12、15の「看護への社会からの批判」に重なっている。看護学の看護学自身による批判の困難さと、外部やジャーナリズムからの看護学批判の有効性が述べられている。ただし、先生曰く、批判には最低限、現象を対象化してみるということと、そのための物差し、すなわち基準ないし理念、そして批判の結果を多くの人が納得するだけの論理的構造が備わっていなければならない。

第10章

看護部長にスニーカーとボクシングのグローブを

いまの学生には度胸がない

中西　いまの学生は、知力はある程度磨かれてきたとしても、度胸がないのよ。私なんて看護学生のときから、医師を夜中に呼び出して、「あなたの言ったことは無礼だから、謝れ」と言って、謝らせたのよ（笑）。夜中の12時に卓球室に来いって呼び出してね［*1］。

――それはどういう話ですか？

中西　私が当番だったから、授業講師の医師に、「午後の授業は内科学だからお願いします」と言いに行ったの。ところが、その医師が医局にいることはわかっていていっこうに返事がない。ドアに耳をつけて聞いていると、雨がザーッと降ったような音がするのよ。あとから考えたら、あれは麻雀の牌《ぱい》を混ぜる音だったのね（笑）。

それで、相手がそこにいるということがわかったから、もう1人の当番の学生といっしょに、「失礼しますッ」て、医局の扉をガラッと開けたんです。そうしたら、医師はそこにちゃんといて「わかってるよ。うるさいな」と言ったから、私はほんとに怒りを感じたわけ。

――学生の身で、ですか？

中西　いまから考えても、よくやったとは思うけれど、やっぱり相手がすごく無礼だと思ったのね。もっと言えば、道徳的に許せなかった。それで、呼び出しをかけて無礼だと言ったわけ。そうしたら向こうも、「オレはどうしたらいいんだ？」と言うから「謝れ」と言って、謝らせたの。その代わり「今度自分のいる診療科に実習に来たら、うんといじめてやる」って捨てぜりふを吐いた。でもその科に実習に行ったときも、まるで腫れ物にでも触るような感じで、全然いじめられなかった（笑）。

それに味をしめた、というわけでもないけれど。まだ私が新人で、オペ室で器械出しをやっているとき、某大学から来た外科部長が私の器械出しにグダグダ文句を言うんですよ。だけど

「知るか、そんなこと」と思ったから、器械がのっている処置台をその医師のほうにガーッと押して、「そんなに文句言うんなら、自分でやってください」とやったわけ（笑）。

――先生の武勇伝を聞き始めたら、次から次になりそうですね。

中西　そういうことがたくさんあった。そういう粗削りの時代だった。

――最近は、まったくそういうのがないですね。学生もそうですし、教員も、先生が言われるように度胸がないですから。

中西　教員はペコペコ、米つきバッタでしょう。

私はあなたたちの味方だから

中西　私がある病院に初めて学生を連れて実習指導に行ったときに、最初にやったのは、看護

＊1：「男は度胸、女は愛嬌」という言葉があるが、先生にはもちろんあてはまらない。先生を見ていると、どこからあれほどの勇気が出てくるのか不思議に思えたが、一方で会っていると少しも強面《こわもて》なところはなく、むしろおもしろいと思うことが多い。先生の「度胸」とは実際「愛嬌」と表裏なのかもしれない。

師長とのケンカね。「私はあなたたちの味方だから」[＊2]と学生に言った手前、向こうが学生に不利なことを言ってきたら、さえぎらなきゃいけないから。

――まさに自分たちの権利も言えない人間に、患者のアドボカシーなんてとてもじゃない、ということとの実践ですね。

中西　そう、アドボケートしたもの。だから、学生は私のことを、教員だと思っていないのよ。友達だと思っている（笑）[＊3]。

――やはり現場はあまり協力的ではなかったんですか。

中西　それは協力・非協力なんていう次元ではなく、指導や学習という活動に関する基本的認識の問題だった。

最初にケンカをやった相手は、某県の看護協会長までした人だけど、ずいぶん高飛車でね。「あなた方がそういう態度で臨むんだったら、私はあなた方に実習の単位をあげません」と言ったの。だから、「それは違う。あなたには学生に単位をあげたりとったりする権限はないわよ」と言い返したわけ。最初から学生の前で丁々発止やったのよ[＊4]。

――学生の目の前でというのは、普通に考えればためらうところですが、そのこと自体、教育的な面もありますね。

中西　医師の話ならもっとある。学生がものすごくいい話をしたの。「医師が患者をモノとしてしか扱っていない。治療者として対峙していない。私は怒りを覚えます」と。それで私は、「怒れ、怒れ」と言ったの。怒るべきことを変に抑えて何事もないように振る舞うのは、彼女らの年齢からすると不健康だから。

そうしたら、その気になっちゃって。夜の7時8時に、病院の図書館でその医師をつかまえて、どうも1時間ぐらい議論したらしいのよ。だけど、なんだかんだ言っても、最終的には負かされるわ。それで学生は我慢できないものだから、今度はカンファレンスのテーマにしたというわけ。「医師の治療態度について」というテーマ。

＊2、3：「味方」の反対は「敵」である。先生は、「学生の味方」を宣言したので、病院側を「敵」と見なしてでも学生を守ることになった。短絡的なと思われるかもしれないが、おそらくそれくらいでないと「学生の味方」にはなれない。なぜなら、教員なら誰しも、実習継続のため病院との関係維持はなにより大切、という意識が基本だからである。＊3は、十分学生の「味方」をしていると「友達」にもなってしまうという話であるが、アドボケートという文脈では、あくまで「学生にとっての友達」ではなく、「先生の問題意識上の友達（＝同志）」という意味であろう。

＊4：「学生の前で丁々発止」というのは、もっとも率直で、わかりやすい教育の機会そのものではないだろうか。ただ単に「目の前で」という意味以上に、「ほぼ同僚かそれ以上の相手」に対して異議や反対を申し立てるという場面は、なかなか経験し難いものである。しかし、それが現にあるし、起こっていいものだ、という強い教育的メッセージを発する場になっている。

そのカンファレンスの司会をした学生が、いま厚労省にいる1人よ。彼女は1年生だったのにすごく生意気だったのよ。そして見事な司会をしたのね。ちょうどプレゼンターの学生がテーマ選択などについて話し終えたとき、カンファレンスルームのドアがさっと開いて、当の医師が入ってきた。そうしたら、学生たちがみんな首をすくめて、下を向いてくすくす笑うのよ。私は反対側にいたから、誰が入ってきたかは見えなかった。ただ、学生たちの態度をみていて、「あ、敵が入ってきた」とわかったの。

学生が「どうしましょう?」という顔をするから、私は「続けましょ!」って。そうしたら学生はものすごく勇気を得たらしくて、「○○ドクターは……」って告発。それが30分以上かかったのかな。その告発の第1幕第2幕があるわけよ。全身のがんのために苦しんでいる患者さんの状態についての報告のあとで、それに対して主治医がいかに患者をモノとして扱っているかという、学生の観察報告がずっと続いたの。だから医師は動けなくなっちゃった。

——それって、先生がそういうふうに学生を刺激していたというのがあるんですか。

中西　ありますよ、当然。看護だけを構造から切り取って教えても意味ないでしょう。

——制度とか医療者そのものを対象化していろいろ考えなさい、考えていいのよ、みたいなことだったんですね。

中西　だから、ほかの教員たちは、「学生が言うのを聞いていると、中西先生がしゃべっているみたい」だって（笑）[＊5]。

──やっぱりそうですか。ぼく自身も半分そんなふうにやってきましたから。中西先生には、そういう影響力があるんですよ。でも、いまの学生や教員は、現実に対する批判的な視点や考え方を表明しながら実習をやっていいなんて、そんなことは思っていません。

中西　それは大衆教育にはできない。何というか、それは中西個人の感覚に近い。だけど、それは伝わるものよ[＊6]。

ところで、さっきの司会の学生が、プレゼンターによる医師告発が一段落してきたときになんと言ったかといえば、「はい、わかりました。では、当の○○先生がちょうどここにいらっしゃるので、ご本人の意見も聞いてみたいと思いますけど、皆さんいかがですか」とやった。

＊5、6：＊5での学生の振る舞いは、かなりの部分刷り込み的なものである。先生を見たり聞いたりしていて、強烈に飛び込んできた言葉や口調が、なぜか頭にこびりついて離れ難くなるのである。そのインパクトの大きさは、なにより先生の教育力そのものだと思う。内容とともにその警句的「キャッチフレーズ」の切れが半端でないからだ。
＊6で言われているように、それは単なる切れのよさだけではない。先生が、長らく教育・研究畑で悪戦苦闘しつつ培ってきた慧眼と知恵の数々が、独特の言語感覚（切れ＝本質的＝衝撃＝ある種の毒）のなかで化学反応を起こして、熱気とともに出力される。そして、何かがやすやすと「わかってしまった」と錯覚するかのような瞬間であり経験なのである。

あれは優れている。

――それは当然、先生が「注入」された結果ですね。

中西　さらに私の上をいっているなと思う（笑）。彼はそのとき、いつ釈明できるかとチャンスを待っていたのね。だから「時間をいただけるのだったら、ちょっとぼくも説明が足りないところがありましたから」と言って続けるわけ。医師が学生の示唆に従って。

教育とはセンスである

中西　これでまた1人中西流に感染した！　と思ったんだけれど、そのあと当の医師がT大に行っちゃったから、ダメになった（笑）。なかなか伝承されていかないのよ。

――だから、先生はいつもぼくに「教育をそこまで広げるの？」とか、「教育にそういう普遍的なものを求めたってしようがないのよ」とおっしゃるんですね。

中西　それは相手を見なきゃダメよ［*7］。

――教育には、大衆路線的で普遍的な部分はつきものですが、結局は、どうやって人から人へ、個から個へのバトンリレーができるか、というのが実は大事なんですよね。

中西　もちろんそう。だからそれは、ノウハウ的な知識伝達だけで済むものではない。つま

り、センスなんだと思う［＊8］。

――先生が体験を交えてそういうセンスのあり様を話されれば、納得する人もたくさんいると思うのですが。

中西　たくさん真似するけれど、ケガするから［＊9］。

――すでにぼくもかなりのケガをしました。

中西　だって、腰が据わってないんだもの［＊10］。

――ぼくもこの辺は論点だと思っていたんですよ。そういう正直さというか、先生なりの行動規範みたいなものをもちながら行動すると、たぶん組織のなかではなかなか生きづらくなる

＊7、8：先生のいう「相手を見る」教育とは、ある種の徒弟関係とも言える、近さと密度で展開される「教育」であり「伝達」であろう。＊8にもあるように、それは単なるノウハウの伝達ではなく、「人間そのもの」の伝達というか、その人間に棲まう「センス」の伝達である。それがなされると、まるで自分のいくぶんかが相手の一部になったかのような感覚を覚える、「伝達」のことではないだろうか。

＊9、10：徒弟制度的教育のなかで、まるで自分が「わが師」（と同然）であるかのような錯覚を、一瞬でも覚えてしまった学生ないし教員は、困ったことになる場合がある。ある種の「酔い」とも言いうるもので、現実検討能力が落ちて、周囲との軋轢という、「ケガ」ないし「ヤケド」をする確率が高まるからである。それでも先生曰く、あくまでそれは、「腰が据わってない」からであり、うわべだけの「酔い」でやっているからダメ、という手厳しい指摘である。

というところがありますでしょう。その辺を先生はどうされていたんですか。

中西　私ね、看護学校に入ったときに、30枚ぐらい「病院におけるヒューマニズムについて」[*11]という日記を書いたのよ。もうどこかにいっちゃったけれど。だって、こんなにもヒューマニズムが無視されている世界はない、ということが私にはすぐわかったわけ。もう気息奄奄だったの。そして書いたら、自分のなかでは解決がついちゃった。

——そういえば、かつての東大全共闘の人たちが書いた本の書評をしたのですが、けっこうショックを受けました。ああいう運動に関わった人たちの文章を読んでいるとおもしろいんです。ちょっと固まっちゃっているというか、文章のなかに、生き方そのものみたいなものが深く刻み込まれていて、なんか中西先生っぽいところがあるんですよ。

中西　頑固者という点かしら。

——そんな感じです。だから、元東大総長の加藤一郎氏が何十年か後に、学生運動の記念集会に出てきて……、車椅子でやってきたそうですが。そのことを知ったその本の著者は、「オレたちは加藤が来るなんてことを知っていたら、記念集会なんて絶対行かない。あいつのやったことを考えたら、絶対できないことだ」みたいなことを言うわけです。だからいまだに「敵」なんですね。

そこでぼくは思い当たったわけですよ、先生の「敵は誰かを見失ってはいけない」に。ああいう世代の人間関係には、敵という意識がしっかりあるんだなと。だけどいまの人間関係のなかでは、そういうハードな、自分と他者とを疎隔して、それを敵と称するようなあり方というのは、なかなかないし言えない、という時代になっている。

中西　いまは、そういう旗幟鮮明にする生き方が賢いと思わない。だけど、当時の私には、やっぱりつぶすべき対象というのがあったのよ。私の「病院のなかのヒューマニズム」みたいなものね［＊12］。

——そんなふうに敵と非敵に区別して、それで人間関係をつくるなんて、そればかりやっても意味はないとは思いますが、一方でそういう区別を失くしてしまったら、結局何も見えなくなるという可能性だってあるわけですよ。

＊11：先生が、看護学生になりたての頃に、すでにこういうものを書いていた、ということ自体たいへん驚かされる。看護学生といわず、現場の医療スタッフであっても、よほどのことがない限り、「病院におけるヒューマニズム」（しかも批判）などというものを考えようとは思わないだろう。となると、そういう試みを実行させるに至った動機とは何かが気になるところだが、当時の看護教育によるものでなかったことは濃厚ではなかろうか。

守りたいものが自分のなかにあるのよ

中西 そういう意識というよりも、守りたいものというのが自分のなかにあるのよ[*13]。

――「敵は誰かを見失ってはいけない」はかなり激しい言葉だけれど、人間が何かを判断し、取捨選択して生きていくうえでは、ぼくは非現実的な言葉とはとても思えないんですよ。それこそリアリズムじゃないかと。

中西 だけどね、あれは病院というすごく複雑な機構のなかで意味をもってくる。普通の役所や会社だと、すぐ二項対立になってしまうでしょう。病院というのは、ものすごくパワー関係がからんでいるじゃない?

――ぼくは、先生の問題意識というのはわかるんですよ。全共闘世代の話を聞いていても、対立し敵視ばかりしていたら、物事が全部切れてしまうけれど、ああいう意識をどこかでもっていないと、すべてが慣れ合いで輪郭が見えない曖昧模糊とした現実のみになってしまう。

中西 だけどいまは、そういうものを意識する必要性が非常に少なくなっている時代ですよ。ただ、私はこれまで十分闘ってきましたから。そもそも『臨床教育論』を書くきっかけというのは、「教師ともあろう者が5分や10分で学生指導ができなくてどうするのか」なんて、とんでもない難癖をつけてくる人間がいたわけよ。だから、あれを書いて「この内容が5分か10分でできるかどうか、自分で考えろ」と言ってやる気分だったの［*14］。

――その相手というのは誰なんですか?

中西　看護科に所属していた医師。あの本(『臨床教育論』)は、私のなかでは一連の闘いの総括編みたいなもの。いま思えば、ほかにも忘れ難い闘いがあったけれど……。

相手は生化学の教授。彼が、自分の助手を使者として私の研究室に寄こして、私の担当していた糖尿病患者の看護の教授内容の一部について、「オレ様にあいさつに来ないのはけしからん

*12、13：表現として「つぶすべき対象」というのは、やはり「敵」であろう。それを、自分とは異質なものと認識し、さらに「ヒューマニズムの敵」とまでしてしまうのは、相当生意気なナースや学生であるからだろう。しかもそれは、どこもかしこも「患者様中心」や「患者の権利擁護」が叫ばれる今日的意味での「ヒューマニズム」のことではない。かつての、パターナリズム全盛時代におけるそれである。そんな昔には、確かにいまだ「敵」がいて、「闘い」があったに違いないが、いまではかなり状況が違う。*12のように、「つぶすべき対象」などと口走ろうものなら、けげんな目で見られ、たちまち少数派となってしまうだろう。なぜなのだろうか?「敵」はいなくなり、「闘い」はあらかた済んでしまったからだろうか? いや、そうではない。

おそらく、先生が*13で言われる「まもるべきもの」が、いまでは不在であり、そのような意識すら薄いからではないかとさえ思ってしまう。もはや、私たちにとって確たる敵が存在しないように、私たちがまもるべきものや夢さえ存在しえなくなっている、とは言えないだろうか。

ん」と言ってきたの。私は、「自分の授業内容について、他人に頭を下げなければならない理由はない。とっとと戻ってそう教授に言いなさい」と言って、その助手を追い返してしまった。でも、その教授は大男で強そうだったたし、怖くなって、事務のお兄さんを連れてきて、本棚で部屋のドアが半分しか開かないようにしてもらってね。そのでっかい教授が、私の部屋に入って来れないようにしたの（笑）[＊15]。

――先生は、そうやって波風が立つような議論やケンカを持続しているわけじゃないですか。そんなことをしていると、疲れるし、ほんとうに息があがると思うんですが。ぼくなんか早々に諦めて、もう本音では話したくなくなってしまう。先生は、そんなことはかまわず「言いたいことをズバズバ言うだけ」と言っていましたけど。

中西　だから、40代50代ぐらいまではずっとそれでやっていた。30代はもっとやらかしていたから、ドアも開かないようにしてた、ということもあったわけです。

気に入らなかったのは、私が教えている糖尿病看護の一部、食品分析が、相手が教えている生化学・栄養学の中身とダブってくるので、「オレ様に断らずに食品分析を教えて、とんでもないヤツだ」と怒ってきたわけ。そういうムチャクチャをくぐり抜けているのよ。

ただ最後には、その教授だって、大学の廊下ですれ違ったときに、「いやあ、中西君、今度ぼくね、本を書いたから、君に贈呈するよ」と言うようになって。心の中では「いらんわ、おまえの本なんか」って（笑）思ったけれど。

孤高を保つ

――そういう現実は、先生ご自身が、ある意味でつくったと言えばつくったわけでしょう。先生じゃない人が、もっとおとなしくて従順な人がそこにいても、そういう現実は決して起こらなかった。

中西　確かに。だけど、そうこうするうちに信用されたりすると、今度はものすごく押し返し

＊14、15：かなりの人間的関係を伴う「学生指導」が、5分や10分でできると考えるのは、明らかに「人を喰った」もの言いである。そんなことはたいしたことではない、といった類の蔑視と言ってもいい。先生の怒りは当然のように思われる。ここでは、先生の『臨床教育論』が、一医学教授のいわれない蔑みをバネとして生まれたものであることが明らかにされている。この種の反論というか「復讐」は並大抵ではできない。それだけに、現場の臨床指導のリアリズムを複雑精緻にして、相手を圧死させてやろうという意図が明白である。

＊15では、そのでかい教授と対峙するために、自分の部屋（研究室）に「バリケード」まで築いているのだから、驚きとしか言いようがない。看護学の草創期の苦闘と苦悩の、しかも中西先生というユニークな人物が存在したがゆえの、マンガのようなホントの話である。

てくるわけ。でも、お前なんかといっしょくたにするなって（笑）［＊16］。

――ぼくはとてもじゃないけど、先生の真似はできないなあ。でもぼくらが、なんとかして学ばなきゃいけないのは、そういう姿勢そのものじゃないかなと思うんですよ。

中西　孤高を保つ［＊17］。

――そう、そういう言い方。そこら辺の先生の生身の悪戦苦闘の結果を伝えていってほしいな、と思うんです。

中西　それは「生意気なナース」（第4章参照）のなかに入ってくるわね。

一言で言えば、中身のないものについて言うなってこと［＊18］。クリエイティビティについても同じでしょう。全然発想の転換ができないのに、内容のないものを言葉で塗り固めていっているのがいまの看護界でしょう。だけど、恥ずかしいことに、外の世界では誰もがうるさがって、そんなところをかき回そうともしないのよ［＊19］。

――先生のリアリズムというのは、まさにそういう現状への批判なんですね。現実にあるものをちゃんと直視して、それからまず始めたらいいじゃないか。敵は誰かと。

中西　だけど敵なんて、万人に共通のものなんかいないのよ［＊20］。だって、いまはそんな単純な時代じゃないんだから。自分たちにとっての敵が何かなんて、わからないけれど、それが行動のドライブ（原動力）になる［＊21］。

＊16、17：先生は、一時研究室に「部分バリ封」まで築きながら闘いつつ、そのうちに相手を手なずけてしまうが、その相手にやすやすと迎合しようとも思わない。＊17の「孤高を保つ」と言われている。

確かに、対立とは不思議なものである。意見や方針が真っ向から反対というのももちろんあるが、そういう場合でも、長々とやりあっているうちに、互いに受け流すということもできるようになる。結局、そこでは、対立そのものというより、自分自身の立ち位置を確かめ自覚するという効果や意味につながっていくのだろう。そのようにして達観できれば、対立や議論のなかにあっても「孤高を保つ」ことは可能であるに違いない。まさにそれは、閉鎖的に「孤立」しているのではなく、相手の異議や対立を意識し従えながら、そこに立っている、というイメージであろうか。

＊18、19：「中身のないものをあるかのように装うこと」を意味する先生の言葉には、たとえば「厚化粧」「パタン化」などがある。そして、それらの意味の重要な部分は、「嘘をつく」ことや「欺瞞」などであろう。これらの存在を認め、真正面から向き合うことが、先生にとっての最重要な倫理的格率であり、まさにリアリズムの意味するところであるに違いない。

＊20、21：「万人に共通の敵などいない」、そればかりか、わが身1人の敵さえ定かでない。それくらい、いまの時代は複雑多岐に分裂・錯綜している。だからこそ、中身のない抜け殻や分厚く飾り立てられた現実に惑わされずに、その中心にあるはずの敵のさらなる敵を探しなさい、それこそが生きる原動力になるという、先生の主張であろう。

スニーカーとボクシングのグローブを

──おもしろいですね。敵というのは、まさに「誰々が敵だ」というのは簡単かもしれないけれども、じゃあ、「誰々」のなかのいったい何が敵かを突き詰めていったときに、容易にはわからなくなるわけですね。

中西　わからないけれど、たとえば**薬害関係の論文を読んでごらんなさい。**もう患者を囲むまわりのほとんどが敵なんだから。看護教育というのは、そういうことをきちっと教えなきゃいけないのよ。

──ということは、物事と自分との輪郭をきちんと自らの目で捉えようということですか。

中西　いや、ほんとうに捉えようとすれば、どうしたって排除したり拒否したいものが出てくるはずなのよ[*22]。

──排除するということは、つまり自分の判断のなかで、それが価値のあるものか否かということの判断をすることですね。

中西　当然ね。だけどそれを伝えるときに、もう価値判断しているのね。その線引きのなかに敵が姿を現してくるというわけ。

私は弱い者いじめが一番嫌い［＊23］。だから、「薬害」関連の本なんて、見ただけで破りたくなるもの。だから私は、絆創膏と赤チンとメンソレータム、それだけあればいいと思ってる。敵と闘ったあと、手当てができるから［＊24］。

――看護のなかの内なる敵と闘いながら、手当てもしていくんですね。

中西　そう、私みたいに、頭からバカにしてかかってみたらいいのよ。

――それはぼくなりに細々とはやってはみたけれど、やればものすごくスポイルされて終わりですね。

中西　いや、やってないのよ。腰が据わってないのよ。

＊22、23：敵のなかの敵とは何か、についての続きである。先生は、具体的に薬害の事例を取り上げ、それに対する思い入れのなかで、それをほんとうに理解しようとすれば、否応なく、受け入れられるものとそうでないものとが分かれるはず、と言われている。

ここでの論点は、先生が言われる「弱い者いじめが嫌い」という本質的な倫理的視点が、現実への選択的な注視を生み出しうるし、逆にもしそのような本質的な視点（＝おそらく先生曰く「怒り」）がなければ、敵はいつまでたっても姿を現さないであろう。

＊24：「絆創膏と赤チンとメンソレータム」というのも変わっている。単なる常備薬の類ではなく、現実に向き合ってその嘘や欺瞞と格闘するときの常備薬である。「傷をつくりながら、それを手当てしながらでも進むべし、言論と行動とで」というノリが、いかにも先生らしい。

私はかつて、ある病院に行ったとき、看護部長がユニフォームなんか着て鎮座ましましているから、「そんなユニフォームなんか着て、誰のケアをする気?」[*25]と聞いたの。キョトンとしているから、「スニーカーにボクシングのグローブぐらいつけてこい」[*26]って冗談で言ったんだけど。もうまったく闘う相手を間違っているわけ(笑)。

それから、これは別の話だけれど、私が病院で間違えて、看護師長会をやっている部屋に行ってしまい、「すみません。遅くなりました」なんて入っていったら、学生がいないのよ。「あら、ごめんなさい。間違えました」と言ったら、そのときの看護部長がかなりの大物で、「まあまあ、そうおっしゃらずに、先生、どうぞ。ここ空いてます」って。

——そうやって入り込んじゃうわけですね。どこかで壊しながらも、臆することなく相手の懐に入っていってしまう。

中西 それは相手がいることだからね。学生もいるしね。

——それにしても、「スニーカーにボクシングのグローブぐらいつけてこい」は強烈ですね。看護部長はなんのことかわからなかったのではないですか?

中西 まあそうね。ヘタにわかるように言っても、残念ながら無理でしょうね。

＊25、26：これも＊24の発展版であろうが、闘う相手＝「敵」を見つけようと意識しようともしない現状を強烈に揶揄している。誰がどう考えても、看護部長に対して、「スニーカーとボクシングのグローブを」とは言わないだろう。それくらい先生のイマジナルな怒りは渦巻いている。しかし残念ながら、それが度を越しているがゆえに、おそらく肝心の看護部長には何も伝わらなかった可能性が高い、というところが二重におもしろい。

第11章

看護に自由と遊びを

研究者の自律性が死んでしまう

中西　ＳＴＡＰ細胞事件で見逃されていたのは、研究者の自律の問題というのがあるのね。研究者というのは、出版社の編集部スタッフみたいに組織にいちいちコントロールされているわけじゃないから、自由に泳がせておかないと、クリエイティビティというのは出てこないのよ。だけど世論は、お気楽なキャスターたちがリードしているから、なんで上司が論文を見なかった？　とかそんな管理の不備みたいなことばかり言っているでしょう。

——最近の論調だと、実験ノートだってなんだって、1日終わったら1頁1頁確認して、最後は第三者にハンコまで押してもらうことになっているようです。

中西　そうなったらもう、研究者の自律性が死んでしまう[＊1]。私はね、研究機関も組織である以上、お金の流れに関しては、きちっと管理しなきゃいけないとは思う。だけど、研究者の自律性というのは、全然別次元の問題なのよ。

——それはわかるんですが、一方で、ああいう小保方ノートみたいな話になってくると、先生のおっしゃるような教育の文化形成や伝承のような話はどうなってしまうのでしょう？

中西　あれは彼女が育った環境に学問を育てるカルチャーが貧困だったのよ[＊2]。だからやはり教育は文化なのよ。文化は浸透していくものだから、なんでも個人あるいはグループが口移しで教えればいいという問題ではなくて、むしろ、どういうクオリティの文化をつくっていくか、というところにきちんとエネルギーを注がなきゃいけない。だけど私は、そんなことをいまからやる気は全然ない。

——でも、ああいう問題が出てきたということは、日本の、と言っていいかどうかわかりませんが、現代の教育のあり方自体が問われている……。

中西　いやいや、そんなに一般化するつもりはない。あの問題に関しては、おバカな記者やキャスターたちにゆさぶられるな、ということを言いたいわけ。だからこそ、本質に近づくような論点をきわめる議論を大学院や研究者自身がやらなくてどうするのよ、ということ。

学問的な遊びがおもしろい

中西　ところで、京都大学の定年退職教授たちが書いた最終講義がものすごくおもしろいのよ。それぞれの先生方の来し方行く末が書いてあるわけ。その来し方の部分がすごくおもしろい。

＊1、2：STAP問題での先生の主な主張は、＊1のように「研究者の自律あるいは自由」である。管理され監視されるようなところに、ほんとうのクリエイティビティなど生まれようがない、というのである。そのうえで、＊2のように、確かにこの問題では、科学というものの「文化形成やその伝承」という意味で、それができなかったし貧困だった、と指摘されている。

＊2の論点は、この問題へのかなり一般的な指摘であり批判点だったように思う。だからこそ、科学者としての基礎能力が問われ、その教育が問われ、さらには倫理・規範の問題にまで発展した。これはある程度不可避な展開かもしれないが、先生はあくまでそれらを主な論点とはせず、研究者のクリエイティビティのための自律や自由こそ大事、とされるのである。先生の看護基礎教育に対する規律・規範的でパタン的なものへの強い批判を考えると、レベルが異なるとはいえ、個人を縛るより、自由にさせるほうが学問的には、本質的に重要であり優先するという、先生らしい主張である。

――それは、どんなふうにおもしろいんですか？

中西　う〜ん、遊びね。学問的に遊んでいるのよ。ノウハウ教育には、遊びはいっさいないからね[＊3]。

サイエンスの出自なんていうものは、かつてのヨーロッパの貴族の遊びから始まっているわけでしょう。貴族たちが、うるさい俗世間の連中に邪魔されないように、自分たちがおもしろいことを一生懸命できるように、山のほうに広い土地を確保して小屋をつくり、それぞれの研究室にしたわけね。そうしたら、ちょっと情報収集能力のある若者が、あの人たちは何か楽しそうなことをやっているということになり、集まってきたのが「学生」なのよ。

――個人教授や徒弟制度みたいな形でやっているんですよね。

中西　というか、まあ、個人の趣味ね。タンポポの種を見つけてみたりとか、イモムシを並べてみたりとかね。

――そんな学問の素朴な始まりというのは、でき上がってしまうとすっかり形式化されてしまって、アスファルト道路みたいに舗装されしまうものだから、おもしろみも何もなくなってしまう。

中西　それは脳細胞が薄いから、おもしろくなくなるんだと思う（笑）。

はじめの頃には、やっぱり装置が必要だったのよ。頭と鉛筆一本あればいいというのは、理論物理学になってからの話。最初は観察するための箱もほしかったし、戸棚もほしかったし、道具が必要だったのよね。

――ガリレオにしてもニュートンにしても、その辺は、それぞれの研究室で手づくりの実験装置をあれこれつくって、ということだったと思います。

＊3：「遊び」というのは、先生にとってもキーワードではないかと思う。ただし、その意味は、むしろ物事や考え方にある「隙間」や「自由度」の拡大といった意味であろう。「学問的に遊んでいる」といえば、「縛られない自由な発想であれこれと学問している」という意味になろうか。

ところで、先生は、著書『方法としての看護過程』（92～98頁）、『臨床教育論』（42～52頁）において、それぞれ「創造性」と「想像力」について興味深い議論を展開していて、そこにも「遊び」は出てくる。私なりにまとめると、「創造性」（クリエイティビティ）には、思考や言葉の新たな結びつきの発見を要するけれど、それには「想像力」を欠かすことができない。「想像力」には、①言葉の語感（弾力性ある解釈）、②遊び（現実の超越）、③共感能力、が必要である。しかも、この「想像力」が許され、かつその対象となる情報も豊富にある（分節化）という、社会的・環境的な「自由」が必要とされる、というのである。

したがって、上記の「想像力」の要素としての「遊び」を少し補足すれば、現実に縛られないオルタナティヴな発想や思考ということだろうか。それは結局、傍から見ていたら夢想的な「遊び」そのものに見えてもおかしくはない。

中西　だから、科学という活動をするためには、総合的な視野が準備され開かれていないとダメなのよ。「先生、次は何やってきたらいいんですか」なんていう人たちに、いったい何を期待できる？［＊4］

科学とは究極的には言語なのよ

——それで先生は、科学論や科学とは何か、というところから始めないといけないと考えておられる？

中西　そう。科学とは究極的には言語なのよ。新しく発見された現象をどういう言葉で言い表わすか、概念化して、命名しなければ始まらない。だからこその体系なのよ［＊5］。それなのに、マンガしか読んだことがない人間がいきなり大学院に入ってきたりする。誰が信頼できますか？

——確かに論理の要である言語の精緻さはもちろんですが、一方で、「方法論的に厳格な研究」にばかりこだわらず、もう少しジャーナリスティックな方法を、という先生のご提案がすでにありました（第6章参照）。

中西　あれは確かに新たな方法論になりうると思う。

——厳格な方法論こそ科学と思い込んでいるところがあるので、先生のご提案自体が、科学とは何かということを考えるうえで重要であるように思えます。

中西　**だけど、そういうふうに受け止める人は、ほとんどいないのね。科学とその他の学術は全然違う領域だと思い込んでいる。**

——看護学は、医学や統計学のような、自然科学系の実験的研究の作法を、伝統的に模範とし重んじてきたというのはありますね。ただ先生は、その限界もあるから、さまざまな方法論的枠組みを試みたほうがいいというわけですね。

＊4：先生の「遊び」は、西洋ルネサンスに向かい、科学の発祥へと向かう。そもそも科学とは、個人的な趣味や遊びの類に発していたもので、そこに徒弟的に「学生」が集まり広がったものという指摘である。その後、現在の学生との比較も出てくるが、その意味は「科学も大学での学習も、誰にも強制されず、自律的に始まるもの」ということだろう。

＊5、6：「科学とは言語である」というのはシンプルだが重要な先生の論点。その一つの証拠として、先生は、科学と非科学の区別を、形式的な方法論上の厳格さに求めない。それゆえ、「ジャーナリズムの方法」なども「科学」に含めて考えようと提案をされている。つまり、言語による表現とその全体的構成が、十分に妥当かつ論理的なら、それは「科学的」と言っていいということであろう。
　ただし、＊6のように、形式的に厳格な方法論を「言語化可能性に遠い」として問題視しているわけではもちろんない。方法論の多様なあり方は「放っておけばいい」という表現は若干微妙だが、結局それは「言語のもつ論理性」の有無というベースに立って判断されるべきもの、ということではないだろうか。

中西　それと、もう一つにはアメリカでの経験もあるし、雑誌『看護研究』の初期の頃の編集にも携わっていた経験もある。だから、既存の方法論的枠組みのすべてが唾棄すべきものというわけではないのよ。それなりの存在価値はあるわけなので、それは放っておけばいい、というのが私の考え方。なにも歩幅のそろわない足取りを無理矢理そろえる必要はないんですよ[＊6]。

――そういう間口の広さというのは、看護学にとっては、それ自体がチャレンジングなことだと思います。

中西　ただ看護学だけが、ということでもないのよ。たとえば、だいぶ昔の東大教授の逸話にこんなのがある。その教授がある日、授業のために教室に出向いてみると、かなり大勢の学生が出席していた。それを見てこんなことを言うわけ。「君たち、そんなに学校に出てきて、いつ勉強するのかね」[＊7]と（笑）。

近頃の大学の履修規定では、3分の2以上の出席がないと、定期試験の受験資格がないということにもなっているけれど。

――そのため、出席カードに自署などさせて、きっちり出欠をとっているところが多いですね。かつての大学に比べると、最近の学生たちは、ずいぶんいろいろなところで管理されているなという感じがします。

中西　文科省はさまざまに指導力や管理力を行使しようとするからね。

――そういう手法にこちらが利用されて、教育現場がますます貧困化しているとしたら、それは最悪ですね。

中西　そうね。私は、自分が納得しないのにやらされる羽目になったらものすごく反発するけれど、自分がやらない限り、なにも私が横から口を出す必要はないと思っている。自分から押しつけるつもりは全然ない。やるべきだと思っている人が、自分たちでやればいいと思っている［＊8］。

――そういうところもある意味手厳しいですね。先生は、看護管理学がご専門でしたし、政

＊7：この発言は、ほんとうにそう思い込んでいる教員と、それを許容する時代があって初めてできるものだから、そういう時代や教員はもはや期待すべくもないだろう。しかし、先生の言われる「学生の自己学習能力」や「教え込み過ぎない教育」への強い期待と同じ志向性をもつ究極の発言とも言える。

＊8：これも「先生の独特のニヒリズム」と言ってしまいたい発言ではあるがやや違う。「(自分が納得できず)やれもしないことを言うな」の「非納得-言行不一致」ではなく、「(自分がやらないのに)やれもしないことを言うな」の「非主体-言行不一致」に言及されている。
いずれにしても、さまざまな言行一致にこだわる先生は、ストイックなまでに当事者中心の自律尊重には違いない。世の中には、関係もないのにあれこれ過干渉でうるさい人々は大勢いるが、これだけきれいに自他を切り離されると、当事者本人は、自立せざるをえなくなる。それが先生の意図だろうか。

策論や制度的なものに対する論客でもあるのに、どこかでそういうものを信じきってないというか、複雑なところがありますね。

中西　だって、そんな体制妥協的なものをしっかり含んでいるものをどうして信じて生きていける？　そんなものは人生の道しるべにはならないでしょう[＊9]。

基本的に自由でありたい

――先生は、手段として、いろんなことを自分の判断のなかで取捨選択し、それを駆使して働きかけもするけれど、それがすべてだとも正しいとも、ただなすべきだとも思っていない、そういうセンスなんですね。

中西　そう。基本的に自由でありたい。縛られたくないのよ。だから縛りたくもない[＊10]。ただ、一応看護教育は「専門教育」なんですよ。専門教育なんていうのは、受けたい人が受ければいいだけの話でしょう。だから、学生が勇んで入学してくるということは、「どうぞ縛ってください」と言っているのと同じわけでしょう[＊11]。

あるとき、私のクラスの1年生が「先生の授業を4回続けてお休みしたいんですけれども、よろしいでしょうか」と許可をとりにきたことがあるの。「なんで4回続けてなの？」と聞いたら、その間にアルフォンス・デーケン先生のデス・エデュケーションの特別講義があるので、「それに全部出たいんです」と言ったのよ。だから、「私としてはまったく異議はない。ただし、4回も私のクラスを欠席すると、あなたの単位取得に響くから、ちゃんと計算しなさい。そのために単位を落とすなんてことがあってもいいなら、どうぞどうぞ」と言ったの。そうしたら学生が、私の研究室を出ていかないのよ。「どうぞどうぞ」というのは、学生にとっては不安なのね。彼女は「特別講義に出ていいわよ」という許可がほしかったの。

——学生はちょっと先生の真意を計りかねていた？

＊9：先生は、看護に関わる問題を、「看護教育」という枠組みで捉えようとすることには消極的である。むしろ否定的と言ってもいいが、その意味するところは、「教育にできることは本来少ないのだから、期待し過ぎてはいけない」ということだろう。しかも、教育にできることがそれほど過大になってしまったら、そういう世の中のほうが恐ろしい、というニュアンスまで含んでいるようにも思える。

＊10、11：「自由とは必然性の洞察である」というヘーゲルの言葉があるが、先生の言われる「自由」もこれに近いかもしれない。必然性というのは、まずは予見可能な事実であるが、(先生の場合) 人生の多彩な経験や学問の探究のなかで多くを知りえている。だからこそ、それらの必然からの「自由」ということがはじめて言える。つまり、何が自分を縛るのか (必然) がわかったうえで、それらを選択可能な場合、自由と言えるが、＊11のようにいったん「専門教育」という必然を選んでしまうと、「どうぞ縛ってください」という不自由にもなってしまう。ただし、不自由という必然を知った以上、そこからの自由という必然を、逆に選び取れるという自由にも開かれるという意味では、自由と不自由とは必然的に表裏とも言える。

中西　いや、そういうことでもなくて、「私は許可する立場にはない。学費を払っているのはあなたであり、私のクラスの中身を買っているのはあなたです。買いたくなかったら捨てればいいだけで、私が許可するもしないもまったく関係のない話ですよ」というふうに言ったまでなのよ。

——授業に出るか出ないかは、教員が決めることではなく、学生自身が決めること、というところがピンとこなかったわけですか。

中西　そう。それでとても迷ったみたいなのよ。授業に出るか出ないかというのは、親か教師が許可したり命令したりするものだと思い込んでいたわけ。「どうぞどうぞ」なんていう教師には、初めて出会ったということね。

——ぼくも似たようなことを感じます。たとえば、特に1年生で、やることなすこと許可を得ようとする学生がいます。「先生、これやっていいですか」と。そのうえ、ぼくが言ったことに対していちいち「はい」「はい」と言うわけですよ。

そうしないといけないかのように教え込まれているんでしょうね。だから、縛られている痕跡が深いというか、「縛られキズ」がずいぶん見えるんですよ。そういう教育にずっとならされていて、いきなり大学教育にきて、「自己判断しなさい」みたいなことを言われても困るというのは、経験的にわかるような気がします。

教員が学生から何をよろしくされたいんですか!

中西　私がある大学で、国家試験の保護者案内集会みたいなものに出たとき、教員たちに予め言っていたことは、「私たちも努力しますから、皆さんもがんばってください」なんて、口が裂けても言うなということ。教員には、国家試験に受かるような教育をする責任はあるけれど、国家試験受験用の教育努力なんて学費には入っていないと言ったの。

――確かに教員は、みんな丸抱えみたいな意識が強かったですね。それに、先生が私たち教員にいつも注意していたのは、学生への自己紹介や伝達の最後に付け加える言葉に対してでした。たとえば「それでは皆さん、よろしくお願いいたします」なんて言うんじゃありませんと。「教員であるあなたたちが、学生から何をよろしくされたいんですか」[*12]といつも怒っていましたね。教員は学生に「よろしくされたい」なんてはずはなく、逆になんらかの責任を「引き受ける」立場であるはず、ということではなかったでしょうか。

中西　そう、だから「皆さん、よろしくお願いします」なんて学生に向かってのっけから言うのは、まさに、ナースの大好きな「自律性」の欠如そのものなんです。

――教員は、学生たちには口癖のように「大学では主体的に学びなさい」などと言っておきながら、すでに自分たちの態度そのものが違っている。それを鋭く突いてくる先生のあの言葉を聞くたびに耳が痛かったです。

中西　まさにあれは言語的貧困そのもので、きちんと物事を考えてメッセージを送っていないのよ。本来なら「皆さん、いっしょにがんばりましょう」くらいで終わるはずなのに。

――ぼくもかなり意識するようになったものだから、学生の前では、そういう逆依存的な言葉は一切言わなくなったんですよ。そうすると評判が悪いこと！（笑）「あの教師は生意気だ。お世辞の一つも言わない」みたいな。そのうえ、中西先生仕込みの「大学生活は君たちしだいだよ」「サバイバルしなさいよ」みたいな、そんなドライな、素っ気ないことばかり言うものだから……。

中西　最終的には学生のサバイバルだからね[*13]。そういう意味でも、看護ほど、オートノミー（自律）がしっかりしていない集団はないのよ。私は、学際的な学会にたくさん出ているけれど、そうするといろんな職種が参加しているなかで、おどおどしていて、「よろしく」「よろしく」しか出てこないのは、ナースだけなのね。

なんでもシナリオ、そんなのはおやめなさい

――そういうことで、一つ思い出したのは、先生が大学で委員長をされていた委員会でのことです。ある時、FD（ファカルティ・ディベロップメント）活動を企画して、教員間でのグループ学習をやろうということになった。そのうちに活動内容のシナリオのようなものを事前

＊12：「よろしくお願いいたします」は、挨拶でも手紙などでも、一般的な締めの一文としてよく使われる。だから、もはやあまり意味も気にせず、とりあえず使ってしまうという状況があったと思われる。そういう状況で、多くの教員が、学生に対して日常的に使っていたことに、先生は異を唱えられた。初めはさほどでもない（形式的な）注意かと思っていたら、かなり真剣であった。そして、考え直してみると、確かにおかしなことを言っている、と気づくのであった。先生の指摘は、その理由の明確さはもちろんだが、それを教育的なメッセージとして強くこだわりながら表現し、私たち教員のメンタリティそのものを問うものだったように思う。

＊13：先生から学生への「励まし」の言葉として、「大学生活はサバイバルです」は、実際よく聞いた言葉である。ここでの「サバイバル」とは、単なる生き残りの意味ではなく、自律的・戦略的な行動や責任の結果としての生き残りであり達成である。したがってこれは、学生の依存的なあり方に釘をさしながら自立を促す言葉であって、どちらかというとドライな励ましであるが、先生は、少しばかりユーモラスかつ皮肉っぽく言うところがミソであった。

に検討し始めたのですが、そのとき先生が、「そんなのはおやめなさい」と言ったんですね。「その場で自由に話せばいいはずで、そこまで面倒みる必要はないです」[＊14]と言われた。

先生は予め枠づけするのが嫌なんですね。すべてを準備したり先回りしたりせずに、その場で生まれるものに向き合って、自由闊達にやればいいではないか、ということでした。

中西　この国では、自分のなかにある、まだアイデアと言っていいかどうかわからない、もやもやしたものを出す訓練を、高校までの教育のなかで恐ろしいほどやってこないのよ。それで、いきなりディベートなんて言ってもできっこないじゃない。

――先の読めないディスカッションに臨むというのは、確かに不安なことではあります。けれど、それを予めシナリオみたいなもので固めてしまわないで、何が起こるかわからない、より大きな自由度のなかでやればよい、ということでしょうか?

中西　そう、それが教育のあり方の一つの本質なのに、なんでもかんでもこれまでの焼き直しや事前準備みたいなものに明け暮れているのよ。

似たようなことで、私がすごくショックだったのは、ニューヨーク大学にいた頃のワークショップでのこと。「あなたの意見とあなたのボスの意見とが合わない。いくら話し合いをしても、あるのは対立のみだというときに、あなたがとる行動を言いなさい」という問いがあった。そのとき、最初に出された意見は「Kill him」[＊15]（笑）。あれにはびっくりしたね。だから、さすがに先生も板書しないだろうと思ったんだけれど、大きい字でちゃんと「Kill him」と書いたの。すごい世界でしょ？

――日本でなら冗談でもそれは出ませんね。頭に浮かんでもまさか言ったりはしない。そればかりか、言うべきことでも言わなかったりする。奥ゆかしいというか、主張する力に欠けるというか……。

中西　だって日本では、小学校、中学校の教育でみんな抑えつけられているもの。

＊14：よくあることだが、何かを企画すると、それがうまく成功するように、あるいは成功を予め見込めるように、想定問答集ならぬシナリオのようなものを考え始めたりする（こうした工程表化・マニュアル化は看護教育の至るところで顕著だが）。それが先生には気に入らなかったのであった。
　先生のライブな議論好きの一端は、その場の仕切り役ともなると、常に最前列に座り、その発言も活発かつ激辛でかなり個性的なところにもよく表れていたと思う。少なくともその場を、予定調和的に収めようなどというような、姑息なものでなかったのは確かである。

＊15：「Kill him」は確かに衝撃的だが、これがどんな口調と表情で言われたのかによってもずいぶん意味合いが違うだろう。ただ、先生の驚きようからすると、かなり真顔で言ったに違いない。
　交渉事の順番は、とりあえず自己主張から始まるとはいえ、Killから始める相手というのは、単純といえば単純だが、その立場はあまりに先鋭である。これに対して、特に＊16のように「明言しない」日本的な曖昧さで向き合ったなら、いったい何が起こるだろうか。まさに議論以前の自他認識レベルで挫折しそうである。

――その辺の生育・教育環境というか文化・社会的な日本の特有さということもあるでしょうか。

中西 さらに状況は先祖返りしつつあると思う。それとやはり明言しないのよね。いつも本質をぼやかすのよ[＊16]。私は直言ね、言いたいことははっきり言う。

――だけど、多くの人はそれができない。ただ、先生の「直言」とはいっても、ただの直球ではなくて、ちょっと変化球みたいに巧みに表現されますから(笑)。そこがやはり先生の言語能力、言語感覚なんですね。曖昧にもせずに、しかも相手に伝わるように伝える[＊17]。どうやって有効に伝えるか。敵としての相手に伝えるのか。それこそ内容は「Kill him」であったとしても、ただの勢いで、傷つけんばかりに伝えたって、伝わりませんものね。

中西 ほんとうにたった2語よ。あれはショッキングだった。それに対して、私自身の回答はすごい陳腐でね、「Drink together」と言ったの。そうしたら「What do you mean?」って言われてしまったわけ(笑)。「飲みに行こう」なんて言っても、向こうには日本のように、飲んで話せば解決なんて習慣はないから。意味があるなし以前に、皆言いたいことをきちんと言えているのね。それがこちらとは大きく違うところ。

――それと、もう一つぼくが言いたかったのは、先生は、意識されているかどうかわかりませんが、いつも誰かに対して何かを「教えよう」としていますよ。ぼくはそれはずっと感じていた。先生が何か発言していると、常に教育的な発信をしようとしているなと感じたんです。どこかで「全身小説家」という言葉を聞いたことがありますが、先生は「全身教育者」じゃないかと思ったりもするんですよ［＊18］。こんなことを言うと「また教育なの？」と言われそうですが、おそらく先生は「教育」だなんて思っていないけれど、いつも周囲に影響（教育）を与えようとしておられる……。

中西　**そういえば、もう一つ、このたびのキャンペーンまがいの（ワールドカップ）サッカーの大騒ぎ、ああいうものも耳半分に聞いておくものよ。**

＊16、17：会議などでの先生を見聞きしていると、確かに「言いたいことを言っていた」。ただし、居丈高な雰囲気というものはなく、むしろ遊びのようなゆとりを感じることが多かった。とはいえ、あるとき、だいぶ長期間、ある参加者によって会議が紛糾し、先生の主張が粉微塵になりかけていたことがあった。すると、先生は大胆にも会議そのものを中止にしてしまった。そして、そのままほったらかしにされたのだが、不思議と問題は収まるべくして収まってしまった。一見荒っぽくても、実は妥当な「妙技」ということになるのだろう。

＊18：「全身小説家」というのは、作家の故井上光晴への呼称であって、その生い立ちやら生き方やらの複雑な意味を含んで、そう呼ばれていたようだ。ただ私が、ここで先生を「全身教育者」と呼びたいのは、それほど複雑な意味をもたない。要するに先生は、特に意識的ではないながら、やはりどこかで他人に受け渡したいものを、たくさんもっている人なのだと思う。だからこそ、その言動のほとんどすべてが、他人の意識に働きかける豊かな力をもっているのだと思う。

――どういう意味ですか？

中西　「勝つ！」って、誰かが言い出したら、みんなも必ず「勝つ」と言ってしまう。結局負けたけど。あんなに単純に熱狂する国民はいないわよ。私、初めはいくら同国人でも、そういう発言がどういうインパクトを大衆に与えるかぐらいは考える人種だろうと思っていたわけ。だけど、それがないんですよ。要するにそのときかき回せばいい、という「自由」に過ぎない。

――かき回したり熱狂したりする「自由」はあっても、それを見定めたり批判したりする座標みたいなものがこの国にはない……。

中西　難しいね。「自由」を圧殺された歴史をもたない民族だから、「自由」なんてもってきたって、「野放図」くらいにしかならないでしょう。看護や看護学における「自由」を考える場合でも、私が「批判」とは何かで言ったように、現象の対象化とそれを見るための基準、そして原動力としての理念がなければ、行く先も意志も見当たらない似非《えせ》リアリズムにしかならないのよ［＊19］。

＊19：本書のもととなった雑誌『看護教育』での連載もすでに後半となった頃、校正作業のさなか、先生から「できるなら『ホワイトヘッド教育論』（法政大学出版局、一九七二）を読んでみるように」という勧めをファックスで受けた（特に、同書の第4章の「技術教育と科学および文学との関係」を、との但し書きとともに）。私は、直ちに古書で購入して読み進めるとともにいくつかの関連文献も読んでみた。すると、そこには時に、中西先生と見まがうばかりのセンスと警句に満ちた議論が展開されていてたいへん驚かされた。中西先生の教育論に与えた影響はかなり大きいものと推察される。第4章のほんの一部を抜き取ってみると、たとえば以下のようなものがある。そこには、精神や内面の自由や遊び（楽しみ）に関わるリベラルな議論の一端が示されている。

「……大切なのはどのようにしてその知識を得たかという事情なのです。抽出された事実はかすです。文学は、われわれの生命ともいえるあの想像の世界、すなわち、内なる王国を表現しより成長せしめるためにのみあるのです。だからこそ技術教育での文学的側面も、生徒に文学を楽しませるようにあらねばならないのです。生徒がどんな知識を持っているかではなくて、楽しんでいることが肝要なのです。イギリスの大学当局はその権威をかさにシェイクスピアの劇から試験問題をつくったりして子供たちの楽しみを破壊しているのだから、魂の殺害者として告発されるべきでしょう」（同書87頁）

あとがき

私が新任の大学教員として中西学科長のもとに赴任したのは十数年前になる。大学教員とはどんなものかさえわからない私にとって、中西先生に出会えたことは大きな幸運だった。というよりも衝撃そのものだった。「ナースをダメにしたのは看護教育なのよ」や「生意気なナースを育てなさい」等々の言葉に遭遇したときの驚きやショックは半端ではなかった。そして、何度となく繰り返された学科長室での「禅の公案」のような楽しくも知的で不可思議なやりとり。そのうちに私は、いくつもの中西語録をいわば内言化している自分に気づくことになった。

それが、その後の私の大学教員としての「モラル」のほとんどを支えてきたといっても過言ではない。ただ、もはや私は、中西先生からの徒弟的な教育期間を終え、私自身が反芻しつつ伝え、実践すべき立場にはなったが、現実はあまりに手ごわく、私のなかの中西語録はすり切れ始めていた。そのようななか、改めて先生の生きた言葉と声に耳を傾ける機会を得て、その強さや洒脱さやこだわりを感じながら、さらに新たな発見や驚きを見つけることになった。

なかでも、先生がおもに主張される「リアリズム」は、時として「ニヒリズム」に近いものとなるのを強く感じた。いまある看護や看護学の現実が、日本人の文化や社会や歴史にまで根ざすものと捉えられるとき、それは容易に変え難く・抗し難いものとも見なされる。そこに先生の「ニヒリズム」も極まるが、逆にその事実に目をそむけることなく向き合い続けるところに、いまあるものを超える「リアリズム」の可能性もまた開かれることになる。

この背理ともいうべき「ニヒリズム」と「リアリズム」とは、先生のユニークな思考回路と言語表現のなかで、いくつもの迂回路をかたちづくりながら粘り強く結びつけられている。たとえば、「必要悪」や「厚化粧」、「パタン的・経典的思考」などの独特なニヒリズム的表現は、いまある看護教育の現実を等身大の生きた言葉で取り出すことに成功している。そのうえで先生は、これらの現実に挑むための行動や考え方をさまざまな警句とともに引き出していく。そのコアとなるものは、現実への強い「怒り」に発しているが、にもかかわらずただちに情緒的で理念的な言辞へと飛躍することはなく、あくまでも現実と自分自身の感覚に根ざした「うそのない」=「リアリズム」的表現に留まるのである。

たとえば、「生意気なナースを」という言葉には、明らかな理想や理念がそのまま表現されているとは言い難い。というよりこれは、ともかくもいまある現実に身を置き、異を唱え何かを主張するための複雑な実践的あり方を、先生独自の生きた言葉に置き換えたもの、とでも言うべきだろう。こうした表現には、誤解も伴いやすいある種の「毒」が含まれているが、それは頑迷すぎる現実にしぶとく対峙し続けるには必要なものなのである。深い問題意識のなかに沈んでいた「ニヒリズム」が、「怒り」とともに現実に抗するものとして立ち現われるには必要な何かなのだ。

先生は、そうした実践的理念ともいうべきものをあえて「リアリズム」と呼び、さらにそれを、頑なにいまある自分との直接の感覚や関係のなかでしかわかろうとしない。それは、ある種愚直なまでのオネスト＝正直さであり、自ら守るべきものと守ろうとする生き方（行動と言語表現の一致）へのひたすらな執念のようにも思われる。そして、いまだその熱と意志を失わない先生を十全に感じつつ、リアルな夢を見ているかのような胸躍る時間を過ごせたことを、こころから感謝申し上げたい。

なお、中西先生は、本年五月四日に逝去された。その死の前日まで、先生は本書の最終校正に取り組んでついに完成させていた。まさに本書は先生の遺言ともいうべきものとなった。それだけに先生が、本書によって後世に託そうとした思いは、強く切実なものだったに違いないと改めて思う。

本書を上梓するにあたり、不自由な中西先生のサポート役を担ったのは鳥原真紀子さんであり、また、本書のもととなった雑誌『看護教育』での連載を粘り強く支えていただいたのは医学書院の大野学さんであり、最後に、単行本として見事にまとめあげ仕上げていただいたのは、同じく医学書院の藤居尚子さんである。
先生とともにこころよりの感謝を申し上げるしだいである。

二〇一五年五月

松澤　和正

本書は二〇一四年一月から一年間、雑誌『看護教育』で連載した「ナースよ、リアリストたれ！　中西睦子が語る看護と教育」を、整理し加筆・修正を加えたものである。

著者略歴

中西　睦子（なかにし　むつこ）

1937年1月生まれ。1958年、静岡赤十字高等看護学校を卒業後、静岡赤十字病院に勤務。その後、東邦大学医学部附属高等看護学校で教鞭をとり、1969年、明治学院大学英文科第二部を卒業、神奈川県立衛生短期大学勤務。1979～80年に文部省在外研修員としてニューヨーク大学に留学、1983～84年にミネソタ大学看護学部修士課程修了。1986年より日本赤十字看護大学教授、1992年より広島大学医学部保健学科教授、1996年より神戸市看護大学教授・学長。2002年より国際医療福祉大学保健学部看護学科の教授、学科長および大学院教授。2011年からは病を抱えながらも学生指導にあたり、2014年4月に退職。2015年5月に逝去。

専門は、看護管理学、看護政策・制度論、看護倫理。

主な著書は、『臨床教育論―体験からことばへ』、『方法としての看護過程―成立条件と限界』（ゆみる出版）、『看護で使うアメリカことば』、『看護管理概説』（日本看護協会出版会）、『看護サービス管理』（医学書院）。

松澤　和正（まつざわ　かずまさ）

1957年4月生まれ。慶應義塾大学大学院工学研究科修士課程修了。埼玉県庁、法律事務所を経て、精神科病院勤務。准看護師・看護師資格取得。千葉大学大学院文学研究科修士課程修了、同大学院博士課程単位取得退学。2004年より国際医療福祉大学保健医療学部看護学科助教授，2008年より同大学教授、2009年より千葉県立保健医療大学健康科学部看護学科教授，2011～2012年同大学学科長、2015年より帝京大学医療技術学部看護学科教授。

専門は、精神看護学、臨床民族誌、看護思想史。

主な著書は、『報道写真家・岡村昭彦―戦場からホスピスへの道』（NOVA出版）、『ナラティヴと医療』（共著、金剛出版）、『臨床で書く―精神科看護のエスノグラフィー』（医学書院）。

異端の看護教育―中西睦子が語る
発　行　2015年7月1日　第1版第1刷©
著　者　中西睦子《なかにしむつこ》・松澤和正《まつざわかずまさ》
発行者　株式会社　医学書院
代表取締役　金原　優
〒113-8719　東京都文京区本郷1-28-23
電話　03-3817-5600（社内案内）
印刷・製本　三美印刷

本書の複製権・翻訳権・上映権・譲渡権・公衆送信権（送信可能化権を含む）は（株）医学書院が保有します．

ISBN978-4-260-02210-1

本書を無断で複製する行為（複写，スキャン，デジタルデータ化など）は，「私的使用のための複製」など著作権法上の限られた例外を除き禁じられています．大学，病院，診療所，企業などにおいて，業務上使用する目的（診療，研究活動を含む）で上記の行為を行うことは，その使用範囲が内部的であっても，私的使用には該当せず，違法です．また私的使用に該当する場合であっても，代行業者等の第三者に依頼して上記の行為を行うことは違法となります．

JCOPY〈出版者著作権管理機構 委託出版物〉
本書の無断複製は著作権法上での例外を除き禁じられています．複製される場合は，そのつど事前に，出版者著作権管理機構（電話 03-3513-6969，FAX 03-3513-6979，info@jcopy.or.jp）の許諾を得てください．